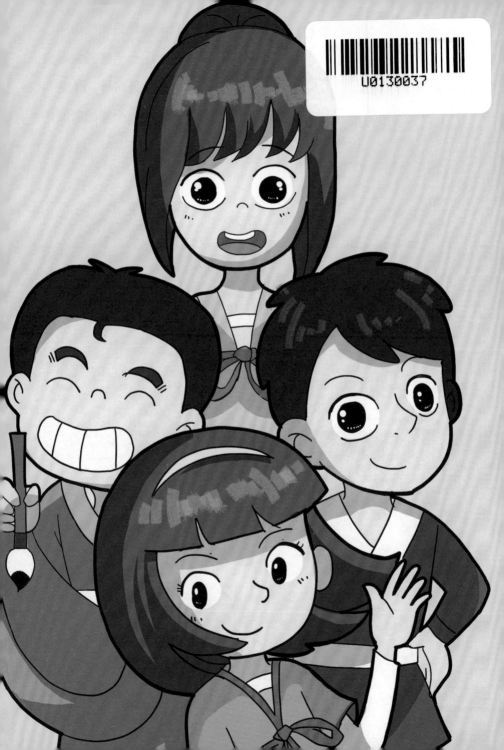

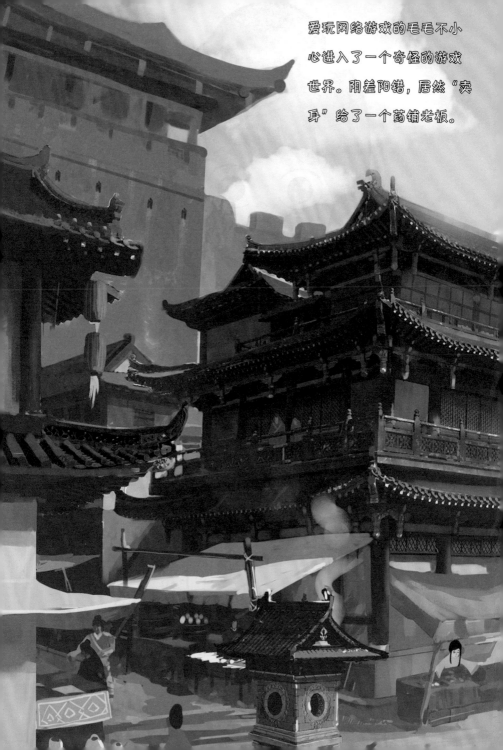

爱玩网络游戏的毛毛不小心进入了一个奇怪的游戏世界。阴差阳错，居然"卖身"给了一个药铺老板。

为了帮他摆脱游戏世界的束缚，好伙伴们也进入了那个世界，通过采药的方式帮毛毛"陕身"。

在采药的过程中他们遇到了好友陆一、善解人意的青弯宝贝，也遭遇了凶狠的毒蛇，还有居心莫测的"跟踪者"，他们最后有没有"救出"毛毛呢？

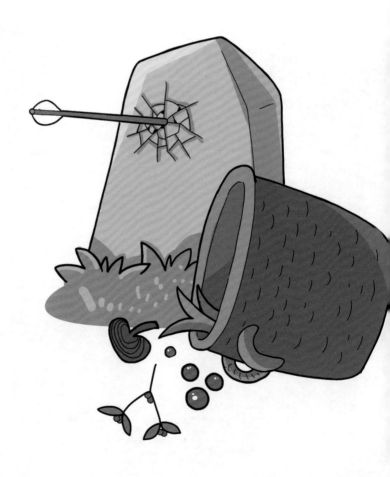

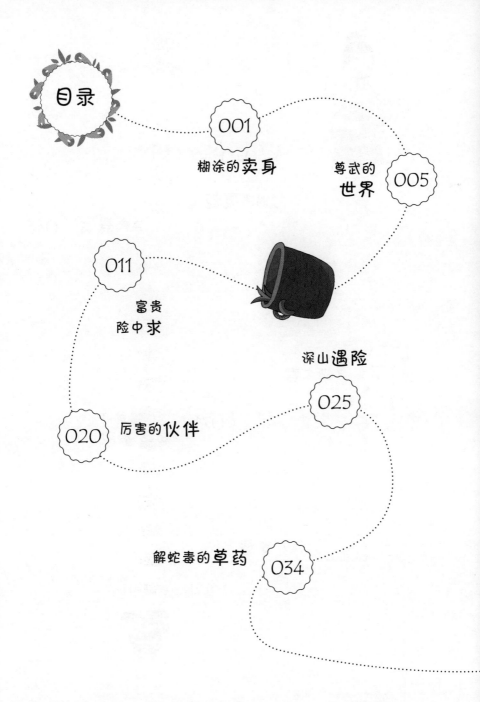

目录

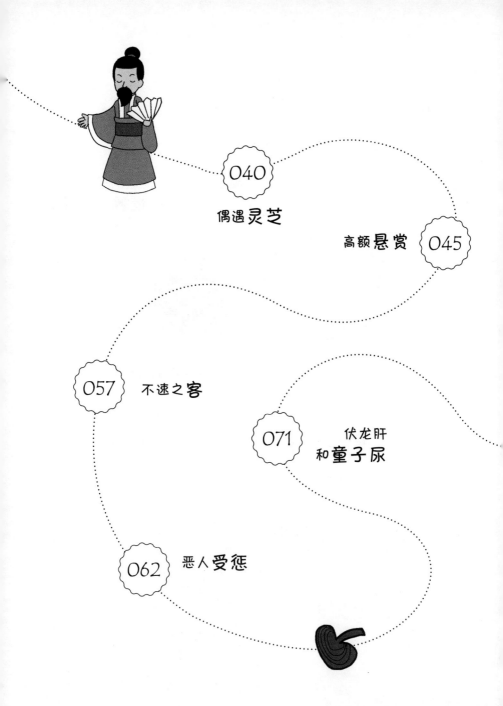

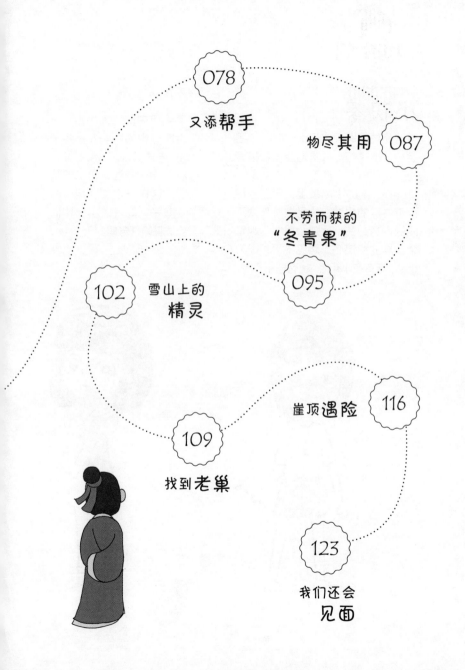

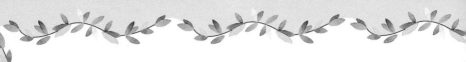

人物介绍

小茯苓

爸爸是位中医大夫，给她起了个名字——小茯苓，希望她能像松树旁的一团灵气。小茯苓从小就与别人不一样，她的小脑袋里充满了各种稀奇古怪的想法，总是做着与众不同的事情。在小伙伴心目中，她是个标准的女汉子，路见不平，拔刀相助，但有点小粗心，也有些小急躁。

林夏夏

毛毛口中的"大小姐"，大家心中的乖乖女，胆子小，身体弱，刚开始探险时，总会出一些让人担忧的状况。这样一个文静胆小的女孩子，能跟随小伙伴们完成探险任务吗？

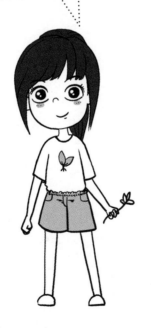

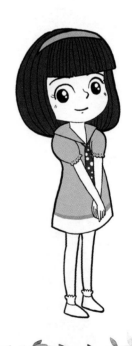

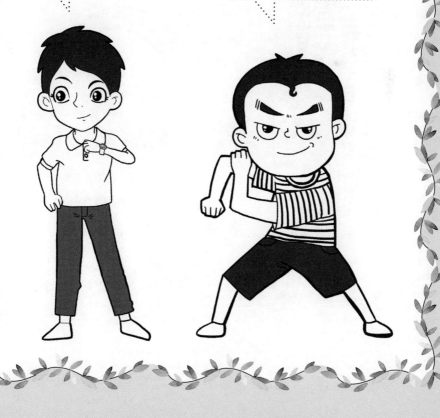

田小七

小茯苓心中的偶像，高高的帅小伙，爱帮助别人，幽默风趣，知识渊博。虽然看起来很自信，但害怕失败，不敢挑战新事物，只愿意做那些有把握的事情，小茯苓能改变他吗？

毛毛

小伙伴心目中标准的调皮孩子，自认为是个学渣，但好奇心强。在探险的过程中，他既领悟到知识的神奇魅力，也状况百出，面对强悍自己多倍的敌人，他能否化险为夷呢？

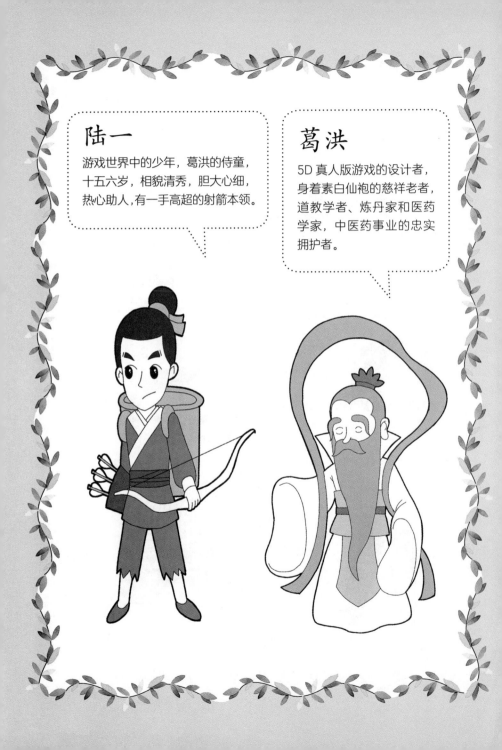

糊涂的卖耳

放学铃声刚响起，班主任刘老师的那声"下课"还没说出口，毛毛已经像一柄离弦的箭，"嗖"地冲出了教室，惊得刘老师嘴巴半天没合拢。

"老师，他尿急。"调皮鬼李晓唯恐天下不乱，满脸坏笑地扯着嗓子喊了一声，教室里立马发出了一阵哄堂大笑。

在这些笑得前仰后合的同学当中，小茯苓却出奇的安静。三天前，她就发现了毛毛的不对劲：每到放学时间的"尿急"、课堂上的萎靡不振、课间的踽踽（jǔ jǔ）独行，种种迹象表明肯定有事情发生了。

可是，到底发生了什么事呢？

一天课间操时间，小茯苓、田小七和林夏夏终于逮着机会，把毛毛堵在了墙角里。

奇怪的游戏

"有什么事情瞒着我们？老实交代。"小莜苓开门见山。

"每天一放学的'尿急'是怎么回事？"田小七故意提这茬，给他难堪。

谁知，一向大大咧咧、口无遮拦的毛毛却仿佛变成了一个没嘴葫芦，歪着脑袋一声不吭。

"是不是又去玩游戏了？"

前几天，因为玩游戏，毛毛被他老爸揍得满屋乱窜，被小伙伴们知道后好一通笑话。现在听到林夏夏的嘲讽，仿佛一只被踩疼了尾巴的猫，"你……"，他急得脸红脖子粗，大跳了起来。

"果真如此，看我不告诉你老爸，打花你的屁股。"小莜苓威胁道。

"我，我也不想，可我，我卖身了。"毛毛满脸憋得通红，半天才吞吞吐吐地说出一句话。

"卖身？开什么玩笑呢！"

"就你，哈哈，卖猪肉还差不多！"

"就是，你以为自己貌美如花啊！"小伙伴们七嘴八舌道。

"不信拉倒，反正我就是卖身了。"毛毛委屈地撇撇嘴，

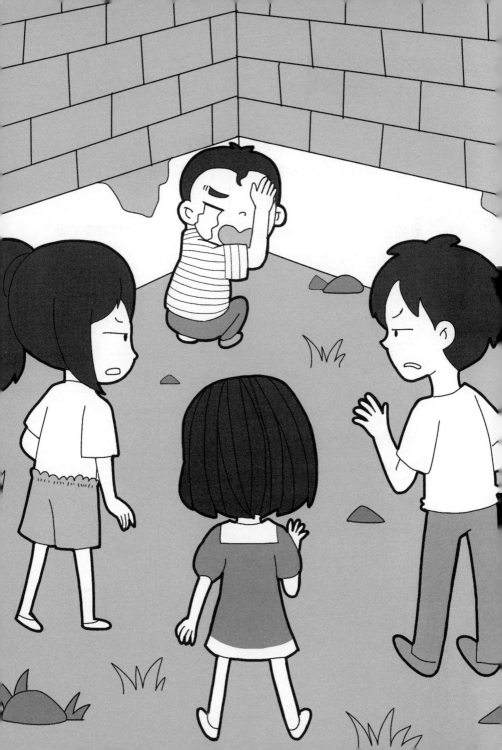

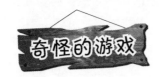

一屁股蹲地下，抱着脑袋呜呜地哭了起来。

这下可把大伙儿给吓坏了。三个小伙伴软言好语相劝，毛毛才止住抽泣，道出了原委。

原来，前几天他闲来无事。在网上瞎逛时，偶然发现了一款"5D版真人游戏"，好奇心驱使下，随手点了进去，哪知一发不可收拾，进入了一个虚拟又真实的游戏世界，阴差阳错，他卖身给了一个药铺老板。

更可怕的是，他欠的钱利滚利，算来算去居然还不上，赎不了身了，更更可怕的是，这个游戏是用身份证号和真实姓名注册的，如果还不上钱，游戏开发者会在现实中继续追债，刚挨了一顿胖揍的毛毛可不敢让他老爸知道这事，这可如何是好？

小伙伴们无论如何难以相信这么荒唐的事情。可是，面对一把鼻涕一把泪的毛毛，大家又无法不信，最后，三个小伙伴一致决定：亲身体验一把那个所谓的"5D虚拟世界"，帮毛毛赎身。

尊武的世界

第二天正好周末，三个小伙伴在毛毛的指导下，注册了账号，进入了毛毛口中的真实游戏世界……

这是一个他们从来没见过的世界，仿佛传说中的江湖，男男女女都穿着布衣长衫和布鞋，腰间跨着竹剑。

初来乍到，三个小伙伴好奇地打量着这个奇异的世界：鳞次栉（zhì）比的酒楼、茶馆、药铺，当然还有低矮的篱笆围墙。

奇怪的是，这个世界里的人好像都非常忙碌，无论男女都行色匆匆，偶尔有人发现了"奇装异服"的他们，也只是略略诧异，随即就忙自己的事情去了，反而小茯苓三个小伙伴左瞅瞅右看看，一副刘姥姥进大观园的样子。

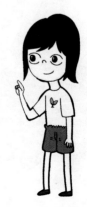

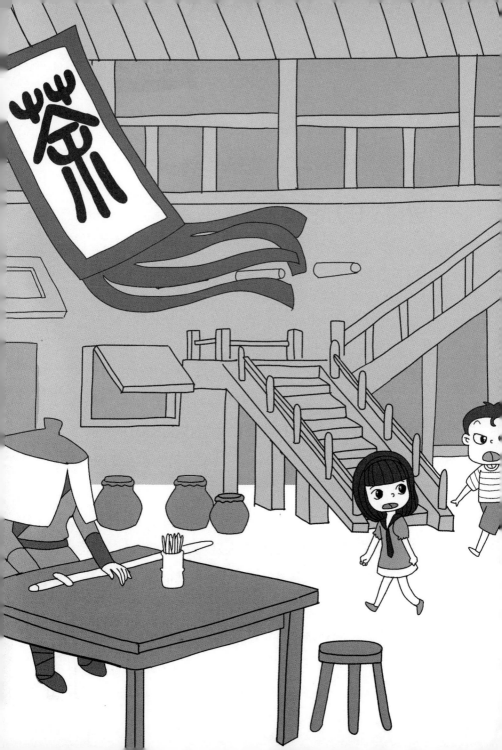

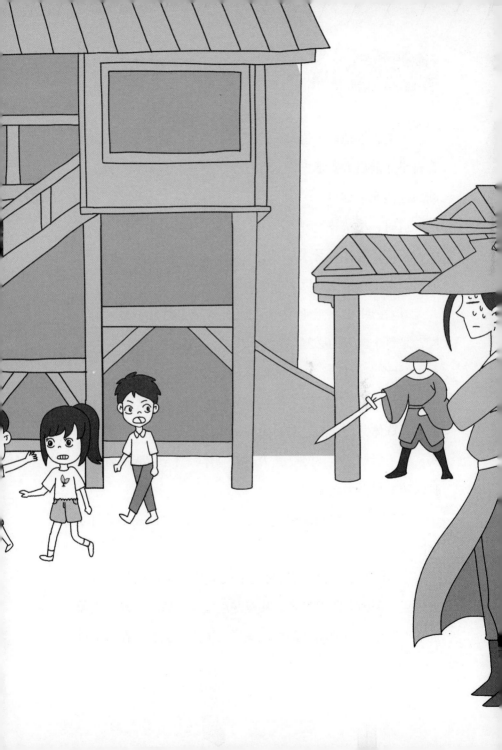

毛毛告诉他们，这是一个尊武的世界，就像我国古代唯有科举才能出人头地一样，在这个世界里，只有拥有强大的武力才能光宗耀祖。

这时，小茯苓发现了一个青年人。他静静地沐浴在朝霞中，正双眼紧闭，牙关紧咬，豆大的汗珠从脸上滚滚而下，显然，他正在承受着巨大的痛苦。

"他在炼体。"毛毛悄声说道，"炼体是炼武的最基础阶段，是每个武者的必经之途。"

"什么是炼体？"小茯苓好奇地问。

"炼体，顾名思义，就是锻炼身体，使得身体器官逐渐强壮。炼体共分九层，初级阶段一般是举重、跑步等简单方式，到了后期，就要经受暴力击打身体，直至皮膜筋骨、五脏六腑变得强大无比。"

"好残忍。"想到棍棒要招呼到身体上，林夏夏不禁打了个冷战。

"炼体很伤身体，所以炼完后需要用大量的药材或丹药来修复，否则会留下隐患，甚至变成废人，所以，有钱人家里常年储备着各种名贵药材，就是为了滋养脏腑。在这个世界里，因为炼体，人们对药材的需求量非常大，珍稀的药材甚至比武值还重要。"

"原来炼体就是锻炼吃药啊。"田小七若有所思地总结道。

"这叫固本培元。"毛毛补充道，"穷人家的孩子没钱买药，只能自己去采药炼体或者采了药卖钱贴补家用。"

小伙伴们边走边聊，很快来到了一家药铺门口，药铺上方挂着一个蓝色金边的高大招牌，招牌上书写着烫金的四个大字"赵家药铺"。

药铺里人来人往，掌柜和伙计们正忙得不亦乐乎。好不容易打发完买药的人，掌柜擦了擦额头上的汗，这才发现了毛毛一行人。

"这几位是？"赵掌柜狐疑地望着大家。

"他们是我的好朋友，来这里赚钱帮我赎身。"毛毛赶忙答道。

赵掌柜皮笑肉不笑地说："那敢情是好，你们也看到了，我这药铺生意很火，药材短缺，正缺人手去挖药，你们挖回来我照价全收。"

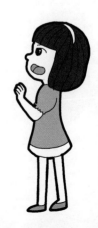

奇怪的游戏

说完，从柜台后扔出来一把锄头、一把镰刀和一本《采药宝典》。

田小七捡起那本《采药宝典》，打开一看，首页上写着：人食五谷生百病，五药治世间百病，五药分草、木、虫、石、谷。

草、木、谷是植物类药材的统称，虫是动物类药材的统称，如蛇、蜂、蛋（chài）等；石是矿物类药材的统称，如朱砂、雄黄等。再往后翻，书中详尽地记载了许多药材的形态、习性、药性及功效，还有手绘的插图，田小七大呼"好书"。

一行人扛着锄头，背着药篓，浩浩荡荡地向着村外山脚走去。

富贵险中求

　　刚走出村子，就看到很多同行也在挖药，小伙伴们正想去搭伴结伙，谁曾想正好碰到一株地黄，还没等他们把锄头从肩头拿下来，那些同行已蜂拥而上，把那株地黄刨了个稀巴烂。小茯苓和几个小伙伴面面相觑，立马放弃了搭伙的念头。

　　因为有过挖仙草的经历，几个小伙伴信心满满，本以为挖药对他们来说不过是小菜一碟，可现在大半天过去了，林夏夏的腿都快跑断了，药篓里还是空空如也。

　　望着漫山遍野的人，小茯苓感到了绝望，"挖药的人比药还多，这可如何是好？"

　　听到这话，旁边一位背着药篓的白胡子

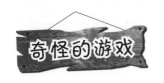

奇怪的游戏

老者笑了，"小姑娘，嫌人多啊？青龙山里人少，你敢去吗？"

"青龙山是什么地方？"田小七急问。

"村北三十里外有座青龙山，山中'一山有四季，十里不同天'，不但有冰山、沼泽、湖泊，也有温泉和茂林野花，想那瑶池仙境也不过如此……"

看老者滔滔不绝一副神往的表情，田小七只好打断他："有药材吗？"

"那是当然，珍奇异草，天材地宝，应有尽有。"

"咱们去探探。"小茯苓胆大包天地说。

"万万不可。"老者急忙冲他们摆手，"且不说那谷中瘴雾毒气、毒蛇猛兽，单是路途险峻，峰岭杂沓，丛荆蔓生，就让人吃不消，稍有不慎，就可能命丧黄泉。自古以来，也有那些胆大之人，结伴入谷，只是从来只见有人去，不见有人回。"

听老者这样一说，小伙伴们立马生了畏惧之心。只得强打起精神，继续跟大家抢夺为数不多的药材。

天已经黑了，挖药的人陆陆续续回了家，毛毛一行人仅仅收获了一些鱼腥草、马齿苋、柴胡、藿香等不值钱的草药，唯一的收获是认识了几十种草药，失望写在了每个人的脸上。

赵掌柜见他们忙活了大半天，几无所获，脸上仿佛蒙上了一层寒冰，对他们的态度可想而知。

小茯苓和几个小伙伴都是爸妈心中的宝，何曾受过这种窝囊气，每个人都气愤不已，可这是个弱肉强食的世界，强大才是正理，要怨只能怨自己没能力。

四个人只好退出游戏，回到他们的世界。

"咦，好奇怪啊，我们明明在游戏中度过了一整天，可我的手机怎么显示的还是咱们刚进入游戏时的时间啊？"

小茯苓登录游戏前看了一下手机，对那个时刻印象非常深刻，此时仿佛发现新大陆一般跳了起来。

"我看看，我看看，咦？好像还真是。"

"哈哈哈，山中方一日，世上已千年！"

"我们做了一天神仙啦。"

"有咱们这样的神仙吗？跋山涉水，翻山越岭，快累死我了。"

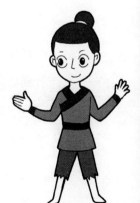

奇怪的游戏

"就是就是，受罪的神仙。"

……

经历了匪夷所思的一天，小伙伴们对那些难以解释的事儿开始见怪不怪了。

各回各家，各找各妈。

虽然是在游戏中奔波挖药，但因为是真实感非常强的虚拟世界，大家都饿得前心贴后背了。

毛毛的妈妈望着儿子狼吞虎咽的样子，急忙阻止他："哎哟我的小祖宗，你是饿死鬼投胎啊，没个吃相。"

小莸苓的爸爸也纳闷儿："出去跟小伙伴们一起学习，怎么累成这样了，看来学习不光是个脑力活，还是个体力活儿。"心里想着明天一定要再多加个菜。

次日早餐后，小伙伴们又来到了虚拟真实世界。

看到如狼似虎的同行挖药人，小莸苓下定决心去青龙山碰碰运气，"我宁愿去青龙山里感受重重危险，也不愿跟这些人争个头破血流。"

没想到小茯苓的话得到了大家的一致赞同，"人不轻狂枉少年，何况是在游戏里，畏畏缩缩太没意思了。"毛毛第一个赞同。

林夏夏一脸神往的表情："我好想去看看'十里不同天'的美景啊。"

田小七沉默了一会："我昨天仔细研究了游戏规则，现实世界中的人如果在游戏中死了，他在游戏中所有的记忆会被抹掉，游戏对这个人就会永远关闭。但是这个规则不包括毛毛，因为他欠这个世界钱，只要还不上钱，就只能返回这里继续想办法赚钱，所以，咱们几个实际上没有损失。"

大家同情地望着毛毛。

毛毛挠挠头，做了一个向前冲的动作："不入虎穴，焉得虎子，出发！"

小伙伴们对视一笑，不顾身边人诧异的目光，径直向着青龙山方向行去。

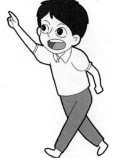

青龙山果然名不虚传，远远望去，犹如一条匍匐沉睡的巨龙，让人望而生畏。山顶

常年覆盖着厚厚的积雪，经久不化，山间云雾缭绕，不知情者还以为来到了人间仙境。

经过一番跋涉，终于来到了青龙山下，山脚下一派碧绿苍翠的夏日盛景，五颜六色的野花成片地怒放着。

盛夏时节，正是很多草药成熟的时节。"这是什么？"眼尖的小茯苓发现一片红黄色的花海，一朵朵沾染着朝露的花清新明丽，鲜妍动人，煞是喜人。

田小七翻开《采药宝典》："红花，又名红蓝花，夏季花由黄变红时采摘管状花，具有活血通经、散瘀止痛的功效，用于跌仆损伤、疮疡肿痛等。"

追上来的毛毛一听说是草药，毫不犹豫地挥舞起镰刀，"咔嚓咔嚓"割掉一大片。

小茯苓急忙制止他："哪有你这样采药的，没听田小七说要采那些刚从黄色变成红色的花吗？！"

"什么红变黄，黄变红的，只要能卖钱就行。"毛毛大大咧咧地说道。

"你这个莽夫，把爷爷以前讲过的话都忘狗肚子里去了。"小茯苓望着毛毛，一副恨铁不成钢的样子。

"爷爷的话？什么话？"毛毛歪着脑袋，一副费力思考的表情。

"不同草药要在不同时辰采收，只有在最合适的时候采收，药效才最强。"小茯苓恨不得揪住毛毛的耳朵提醒他。

"对对，还有句顺口溜叫啥来？什么什么蒿。"毛毛一副欠揍的表情终于激怒了好伙伴，忍无可忍的林夏夏替他答道："三月茵陈四月蒿，五月六月当柴烧。真是个大笨蛋。"

"谁说我是大笨蛋"，毛毛不服气地辩解道，"三月采的茵陈，软绵绵的，能入药治病叫茵陈，四月份再采时就长高变成了草蒿子，等到五六月再采时就变成了硬邦邦的柴火，只能用来烧火了。我哪里说错了？"

"哼，总算有点记性。"两个女孩子对毛毛的健忘嗤之以鼻。

"何首乌！"冷眼看热闹的田小七突然大声喊了起来。

"哪里哪里？"小伙伴们忘了争吵，急忙围拢了过去。

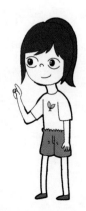

"金银花！"

奇怪的游戏

"白头翁!"

"哇,我们发财啦!"

没想到刚进山就发现了七八种草药,每个人都开心地跳了起来,山里肯定有更值钱的草药等着他们。

小伙伴们信心百倍,一头扎进了茫茫林海,全然忘了森林中潜伏着的无数危险。

林中正值夏季,百年参天古树枝繁叶茂,遮天蔽日,乍一进来,立马感到凉气瘆人;而树下荆棘纵横交错,藤蔓缠绕,乱石遍布,根本无从下脚。

毛毛抽出镰刀,边走边砍去挡路的树枝藤蔓,主动开路,小伙伴们尾随其后。还没走出百米,每个人都已汗流浃背,气喘如牛,只得停下脚步,稍作休息。

"小心!"还没等大家擦完额头上的汗,田小七一声惊呼,小茯苓也察觉到了头上的异样,抬头一看,妈呀,一条手腕粗细的蛇正盘绕在她头顶的树枝上,只见那蛇三角形的头高高昂起,瞳孔闪过一丝冰冷的气息,口中愤怒地"嘶嘶"吐着蛇信子,张闭口间,两颗阴森森的毒牙露了出来,令人不寒而栗。

小茯苓被那条蛇死死地盯着，感觉全身冷汗都快出来了。

一人一蛇，相互注视，比的是心理素质，显然，小茯苓不是对手，很快就败下阵来。那蛇感觉稳操胜券，突然身躯一扭，闪电般向小茯苓袭来。

"啊"的一声尖叫，小茯苓吓得用手捂住了眼睛。

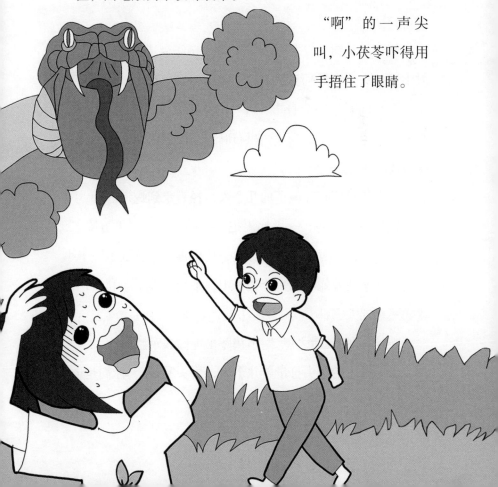

厉害的伙伴

　　就在这千钧一发之际，"嗖"的一声，一柄箭穿空而来，射中了蛇头，毒蛇翻身跌落地上。

　　几乎同时，一个身影"砰"的一声，从树上跳了下来。原来是个十五六岁的少年，粗布麻衣，面色清秀，正手持一张弓箭。

　　那少年没理睬吓傻了的几个人，径直走到蛇尸体旁，一手捏住蛇的上半身，一手掏出把雪亮的刀子，三下五除二，剖开蛇头，拔下毒牙，找到毒囊，挤出毒液，滴到了一个小玉瓶中，又把死蛇收到一个袋子中，整个过程干净利索，自然娴熟，把大家都看愣了。

　　"谢谢你的救命之恩。"小茯苓忙上前表示感谢。

　　少年这才抬起头打量着几个人，眉头紧皱，"你们是谁，

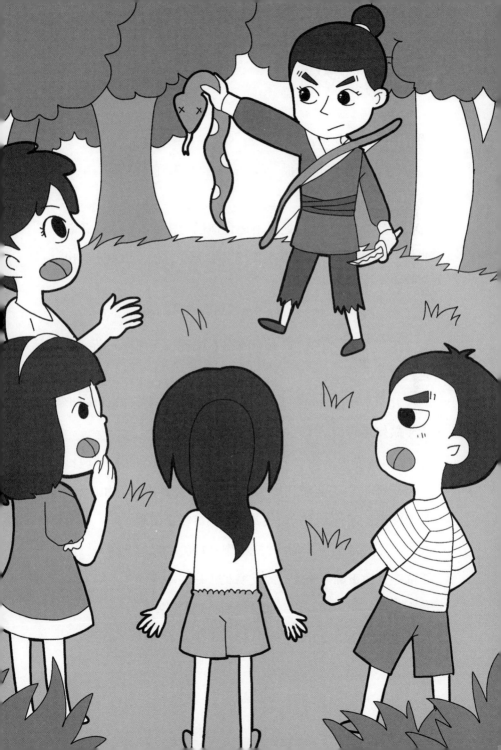

为什么来到青龙山?"

"我们听说这里有很多珍奇药材，想来碰碰运气。"毛毛答道。

少年冷哼一声，"这里不适合你们，快回去吧，这条五步蛇你们也见识了，如果我晚来一会儿，你们今天就走不出这片林子了。"

"五步蛇?"林夏夏脸色一变，声音都发抖了。

少年冷笑一声，"连五步蛇都不认识，还想来采药，真是可笑。"

几个小伙伴被一顿奚落，非但没有恼怒，反而对少年生出了敬佩之心。

"不瞒你说，我们欠了山下赵掌柜很多钱，为了赎身，不得已才上山采药赚钱。"田小七心想这少年身手如此好，如果能结伴而行，肯定方便甚多，只好实话实说。

少年这才舒展了眉头，叹了一口气，"都是苦命人，在下陆一，山下陆家庄人，家父身染重病，不得已才上山来寻救命仙草。如不嫌弃，一起结伴而行吧。"

正求之不得，几个小伙伴们纷纷表示欢迎。

“陆一，你的箭术可真好，一箭正中蛇身。”毛毛由衷地赞叹。

陆一谦虚地笑笑，不好意思地说：“我身无他技，唯喜射箭，这两年家父病重，只能射些活物卖给酒楼维持生计，所以，箭术愈发纯熟。”

“你是怎么认出这是五步蛇的？”田小七好奇地问道。

“三角形的头，鼻头翘起，头背为暗褐色，背上有三角形斑纹；蛇体灰白色，腹部有圆形黑斑，这些都是五步蛇的特征。”

田小七翻开《采药宝典》，念到：“五步蛇，又名蕲蛇，黑质而白章，有大毒，祛风湿、止痹痛。”

陆一点头，“五步蛇，顾名思义，就是被这种蛇咬了，五步之内必死。”说完，意味深长地望了小茯苓一眼，吓得小茯苓打了个冷战。

“但是五步蛇浑身是宝，蛇胆、蛇皮、蛇肉、蛇血、蛇骨头都能入药。”

大家正听得津津有味，突然，一阵“沙沙”的声音由远处传来，声音虽小，但在这

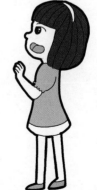

奇怪的游戏

幽静的山林中却显得异常清晰，那声音离他们越来越近了。

有经验的陆一低声喝道："野兽。"

众人对视了一眼，从彼此眼中看到了恐惧。唯有陆一手里的弓箭已经做好了准备。

"嗖"的一声，一道灰色的影子从远处窜了出来，以闪电般的速度向他们奔来……

深山遇险

　　每个人的心都提了起来，这么茂密的丛林里，不会是野猪啥的吧。"出师未捷身先死"，小茯苓的脑海里立马浮现出了这句话。

　　近了，近了。当那身影快跑到他们身边时，大家这才看清，原来是一只灰色的野兔。

　　陆一拈弓搭箭，"嗖"的一声，野兔应声倒地，毛毛拨开藤蔓，不顾腿上被荆棘扎得生疼，激动地向着野兔方向奔去。

　　"午餐有着落啦。毛毛提着两只长长的兔子耳朵，冲大家炫耀，全然忘了刚才被吓得脸色惨白的熊样。

　　"陆一，你可真行，一出手就得了一只野兔。"林夏夏一脸崇拜地望向陆一。

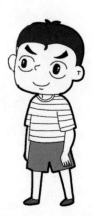

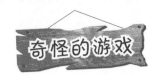

陆一笑笑，一副无所谓的表情。

山中没有路，走在前面开路的人最辛苦。自从有了陆一，毛毛厚脸皮地把这项艰巨的任务分派给了陆一，自己优哉游哉地跟随在后边。但就是这样，负责开路的陆一仍是健步如飞，反而走在身后的几个人，一个个东扭西歪，仿佛随时要摔倒的样子。

好在一路上，陆一走走停停，偶尔拔一株草，采一根植物根茎什么的，走得并不快。

每当这时，几个小伙伴就一拥而上，叽叽喳喳地询问陆一得了什么宝贝，不经意间，居然学到了很多草药知识，背篓里也逐渐添加了好多根、茎、叶、花、果实种子之类的药材。

陆一无疑是个好脾气的人，但就是规矩太多。比如，在大山里不能高声大语，怕惊扰了神灵；还有什么采药要留根，要采大留小，不能贪多，还说这是山里采药人古老相传的习俗，如果不遵守，肯定会遭报应等等之类的。

陆一很谨慎，他会在走过的路上留下记号，比如在一棵树上刻条痕迹或在路边用石头摆个造型，避免迷路。

陆一也很小家子气，他的背篓里装有很多专用的采药工具，比如能自动伸缩的竹钩子、月牙铲、特制的镰刀啊什么的，但他对那些东西宝贝得很，只允许大家看，不允许摸。要不是小茯苓无意间发现了他背篓里的秘密，估计连看都不让看。

这一举动引起了毛毛的强烈不满，"小气鬼，摸一摸又不会掉一层皮"。话虽这么说，他还是腆着脸凑过去瞧了一回热闹。

小茯苓则对陆一暗暗佩服不已，陆一虽然是个少年，但眼光却敏锐无比，他们都没有注意到的草药，陆一只需远远瞄一眼就发现了。

走了大半天，他们来到一条溪流旁，陆一告诉大家可以在这里午餐。

大家开始喜滋滋地准备午餐。田小七寻了几块石头，搭了个简易灶台，毛毛摘了些野果，陆一提着那只野兔到溪流里剥皮洗净，切成小块，又从背篓里取出盐，扔进自带的小锅内煮了起来。

不一会儿，一锅香喷喷的野兔肉出炉了，大家席地而坐，拿树枝当筷子，狼吞虎咽地吃了起来。

小茯苓毫无淑女形象地打了个饱嗝，林

奇怪的游戏

夏夏摸着浑圆的肚皮心满意足，"没想到野兔肉这么香。"

毛毛正想嘲笑她俩几句，突然觉得有雨滴砸到了头上。

"下雨了。"大家慌乱地爬起来，七手八脚收拾好背篓，向密林深处奔去。

这雨来得太过突然，一眨眼的工夫，雨点噼里啪啦地像冰雹一样砸了下来，来不及找落脚的地方，几个伙伴只好把手里有的东西顶在头上挡雨，雨急路滑，他们在林中深一脚浅一脚乱窜时，突然发现了一株枯死的大树，树中间有一个大洞，树洞边缘呈焦黑色，看样子是被雷劈开的。

田小七正要不管不顾地跳进去，突然被陆一拉住了胳膊，他回头不解地望着陆一。

"有危险"，陆一也不多说，沉着地点燃了一把草药丢了进去，草药太潮湿，根本就烧不起来，浓重的烟雾在树洞里弥散开来。

小茯苓诧异地望着陆一，不明白此举的目的，但见他表情严峻，只得耐心等待。

几乎在同时，树洞里逃出了大大小小的蛇啊鼠啊蚂蚁啊之类的动物，原来陆一是在用暴力驱赶住在树洞里的原"居民"，真是越来越让人钦佩了。

等了一会，见再没有动物逃出，几个小伙伴等不得烟雾消散，手忙脚乱地钻了进去。

小茯苓和田小七抖落着身上的雨水，抱怨着老天爷的喜怒无常。

"毛毛和林夏夏呢？"田小七突然问了一句。

"他俩明明走在我身后的。"小茯苓急得眼泪都快流出来了。

雨大路滑，刚才伙伴们像无头苍蝇一般忙着避雨，谁也没留意走在最后的两人。

"不会出什么事儿吧？"小茯苓担心地揣测。

陆一抿了抿嘴唇，沉默不语，眸子沉如夜色，"应该走不远，咱们回去找找。"

三人一踏出树洞，立马被淋得稀里哗啦。

田小七"噌"地摔了一跤，小茯苓抹了一把脸上的雨水，长长地吐了一口气，雨实在太大了，淋得她睁不开眼睛。

"先回树洞，雨太大了。"陆一大声呼喊两位伙伴。

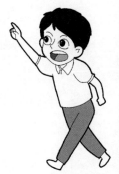

三人无奈被逼回了树洞。

雨越下越大，天空仿佛被一块黑布遮住了，森林里开始变得漆黑一片。

此时此刻，一棵遮天蔽日的大树下，被淋得如落汤鸡般的毛毛和林夏夏也在瑟瑟发抖。

看着林夏夏苍白的脸和扭伤了的脚，毛毛充满了惭愧和内疚。刚才雨下得急，他头上顶着一片树叶，深一脚浅一脚地跟在林夏夏身后，由于跑得急，他脚下一滑，身子一歪，自己没摔倒，却把林夏夏给撞了一下，导致林夏夏摔了一跤，他手忙脚乱地想拉她起来时，发现林夏夏的脚扭伤了。

等毛毛慌忙抬头想找其他伙伴帮忙时，才发现哪还有别人的身影啊，原来他俩跟大部队走散了。

雨大路滑，他顾不上察看夏夏的伤，忙半扶半抱地把她拖到了这棵大树下。

这点小伤放在他身上没什么，但林夏夏毕竟是个娇滴滴的女孩子，从她虚弱的表情和一走路就疼的脚来看，估计伤得不轻。

逃回树洞的陆一三人也很狼狈，只能和田小七一人举着一片大树叶挡住淋向洞口的雨水，全然不顾身上已被淋得湿透。

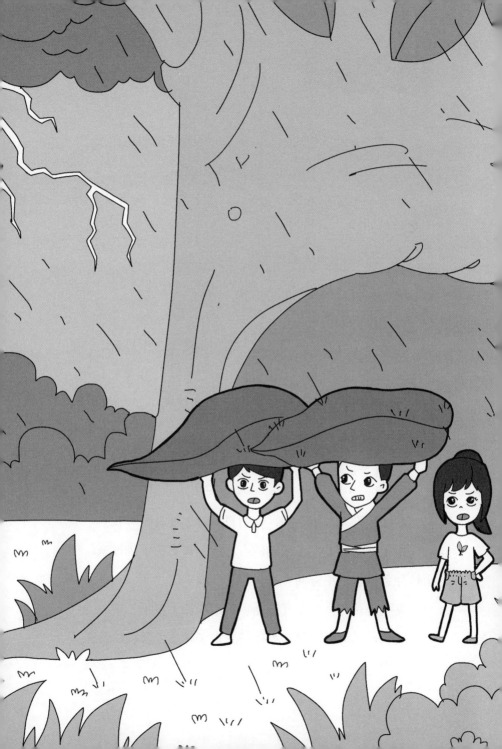

突然，一道紫色的闪电，犹如一条光亮的银蛇在天空一闪而过，随后就是不期而至的轰隆隆雷声。

小茯苓抱着胳膊瑟瑟发抖。田小七皱着眉头沉默不语，"林夏夏和毛毛会在哪儿呢？"

"这雨什么时候才能停啊？"田小七忧愁地问。

"山雨迅急，来去匆匆，很快就会雨过天晴。"陆一的话给两人吃了一颗定心丸。

仿佛为了验证陆一的话，一盏茶的功夫，雨势渐渐弱了下来，天空也逐渐明亮了起来。

"快去找人。"三人顾不得滴滴答答落到头顶上的雨水，沿着来时的路，边走边喊了起来。

"林夏夏……"

"毛毛……"

然而，没有半点回响，他们只好继续往远处寻找。

过了好大一会，毛毛的回声才从一棵大树下传过来。三个伙伴急忙朝毛毛方向奔去。

见到小茯苓，林夏夏委屈得眼泪都流下来了。

"哎呀，你受伤了！"小茯苓发现了林夏夏肿胀的脚踝。

陆一忙蹲下仔细检查林夏夏的脚伤，"没骨折，只是扭伤。"

大家这才长长松了一口气。

"很疼，怎么办啊？要是有红花油就好了。"夏夏疼得龇牙咧嘴。

"红花……"田小七一拍脑门，"红花油没有，但咱们有红花啊。"

陆一吃惊地望着大家，他显然不知道红花油是什么，但是红花他不陌生，他们刚才走过的山坡上就有一大片红花。

不一会儿，毛毛和陆一就采来了半篓红花，陆一从长衫上撕下一块布料，把捣烂的红花敷在了夏夏的脚踝处。

没想到这个临时想出来的土办法还挺管用，没多大一会，林夏夏脚踝的肿胀就消退了，还能站起来自己走了。但毕竟受了伤，肯定不方便继续往前走了，几个人只能打道回府。

山路难走，雨后的山路更难走。

毛毛心里正盘算着背篓里的草药值多少钱，突然感到脚踝处一阵剧痛，他定睛一看，汗毛都竖了起来……

解蛇毒的草药

　　"蛇……，有……蛇。"毛毛哆哆嗦嗦地没说出一句整话。

　　走在身后的陆一立马顿住了脚步，抬头一看，心里大呼"糟糕"！

　　原来毛毛脚踝处正缠着一条筷子般粗细的小蛇，蛇的体侧各有一行深褐色圆形斑纹，那小蛇如同王者般，高昂着脑袋，"咝咝"地吐着舌头，正狠狠地瞪着陆一，仿佛要从气势上压倒它的敌人，可惜它打错了算盘，陆一可是在山里摸爬滚打长大的，怎么会怕这么一条小蛇。

　　陆一瞅准机会，以迅雷不及掩耳之势抓住了蛇的七寸，掏出刀子，一刀结果了它的性命。

　　再看毛毛，仿佛被抽空了全身的力气，"噗通"一声瘫倒在地。

"毛毛，没事吧?"

"有什么感觉?"

伙伴们七嘴八舌地表达着自己内心的担忧。

田小七忙挽起毛毛的裤管，就看到小腿上有两个明显的伤口，血正从伤口中汨汨冒出。

不知是惊吓过度还是蛇毒发挥了作用，毛毛感觉整条腿开始麻木，慢慢失去了知觉。

"啊，我的腿……不，不会截肢吧?"联想到电视剧里的那些情节，毛毛立马慌了神，脑袋也开始昏昏沉沉起来。

"别动，别着急，慢慢呼吸。"陆一一边轻声安慰毛毛，一边把伤口上下位置结扎起来，这才转过身对傻了的伙伴说，"大家散开四处找找，看看有没有长着七片叶子的植物。"

田小七嘴里念叨着"七片叶子的植物，七片叶子的植物"，草深过膝，他只能扒开草丛仔细寻找。

"是不是这个?"他果然发现一株茎上生

长着一轮叶子的植物，顾不上数到底是几片叶子，他大声喊了出来。

　　陆一紧皱的眉头这才舒展开来，"七叶一枝花，就是

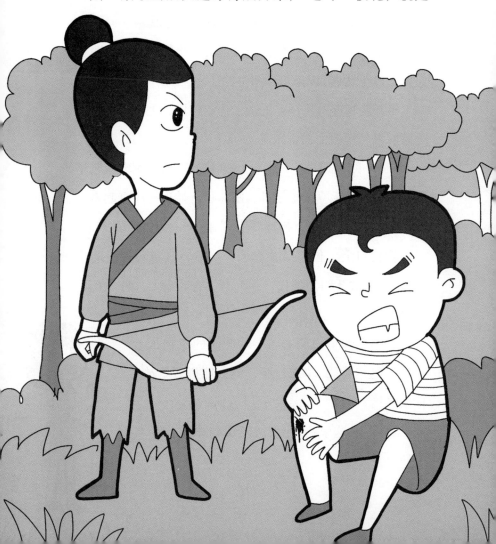

它。"他转身从背篓里拿出小铲子，挖出了一块黄褐色姜样的"根"。

顾不上清洗附着的泥土，几个伙伴手忙脚乱地把它捣烂，敷在了毛毛的伤口上，陆一又从长衫上撕下了几条布帮他包扎了起来。

毛毛觉得伤口处有丝丝凉意袭来，过了一盏茶的工夫，感觉麻木的腿逐渐恢复了知觉，提溜着的心这才放到肚子了。

他皱皱鼻子，调皮地说："大难不死，必有后福。"

众人看到他这副样子，都长长地舒了一口气：有精神说调皮话

了，肯定没事了。

田小七翻开《采药宝典》，翻了半天才找到七叶一枝花，他先去看那插图：只见一圈轮生的叶子中冒出一朵花，花的形状像极了它的叶子，果真与他们采的那株非常相似。

再看书上的文字描述："生于山坡林下及灌丛阴湿处，叶轮生，少者四枚，多者十四枚，当然也有七枚者，故有七叶一枝花之称；花分外轮花及内轮花两部分，外轮花与叶子很像，约有六片，内轮花约有八片，花瓣细丝带状……"

"别搞这些没用的，快看看值几个钱。"毛毛一门心思想着赚钱，刚恢复精力就开始指手画脚。

田小七根本不理睬他，仍然不紧不慢地念到："七叶一枝花的根茎叫重楼，入药治毒蛇咬伤和疮疡肿毒。"

"又能疗蛇伤又能治疮疡，简直就是个外科大夫。"林夏夏调皮地打趣道。

"陆一，你怎么知道七叶一枝花能解蛇毒？"小茯苓突然转身问陆一。

陆一平静的眸子泛起了波澜，"以前放牛时被蛇咬了就用这种植物涂抹伤口，很管用。"

"这都知道，可真厉害！"林夏夏对陆一的崇拜如滔滔江水，绵绵不绝。

　　陆一难得害羞了，"其实也没什么，我们从小就会唱那首民谣：七叶一枝花，深山是它家，七叶一枝花，毒蛇都怕它。"

　　"你怎么知道它长在附近啊？"爱思考的田小七很是纳闷。

　　"父亲以前告诉我：世间百毒，五步之内必有解药。毒蛇活动的十步之内必有解毒之药，我也是抱着试试看的态度让大家去找的，其实我也没把握。"陆一解释道。

　　"你小子真是命大，好人不长命，祸害遗千年。"林夏夏调侃着毛毛。

　　"我这个祸害还得留着命继续祸害你呢。"毛毛毫不客气地反驳回去。

　　经历了毒蛇风波，大家都有点风声鹤唳的感觉，每个人都战战兢兢，除了提防路滑跌倒，还得小心地提防毒蛇。

　　真是怕什么来什么。小茯苓脚下突然一滑，一个趔趄骨碌碌滚出去了五六米，"砰"地一声撞到了一棵大树上。

偶遇灵芝

　　"小茯苓……"众人大惊，真是祸不单行，林夏夏扭伤了脚，毛毛被蛇咬，万一小茯苓再摔出个好歹，这可如何是好。

　　"我没事。"小茯苓手忙脚乱想爬起来，哪知脚下

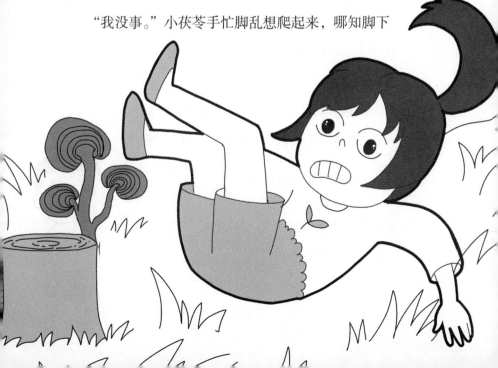

一滑，又跌了一个屁股蹲，摔了个四脚朝天，这下连陆一都忍不住笑了起来。

"这是什么？"四脚朝天的小茯苓狼狈地爬了起来，刚爬起来就发现了眼前一截枯树桩上生长着一株"红褐色小雨伞"。

"灵芝！"陆一惊喜地叫了起来。

只见那株植物周身呈赤紫色，刚刚接收了雨水的洗礼，仿佛更加茁壮了，椭圆形的"伞面"中间微微向里呈弧形凹进，形态有点像人的肾脏，表面油漆样光滑，发出诱人的光泽，伞边上还隐隐有一条金边；"伞面"凹陷处侧生着一柄坚硬光滑的紫褐色伞柄。

陆一表面上不动声色，心里却掀起了惊涛巨浪，凭着形态、大小和色泽，他可以肯定地判断那是一株生长了多年的上好灵芝，价值肯定不菲，如果卖了就能有钱给父亲请大夫了。

他自认为自己不是那种见钱眼开的人，当然更不是贪图这株灵芝，实在是父亲病得越来越重，他却再也拿不出钱来请大夫了，如果卖了这株灵芝，就能有钱给父亲看病了。

他当然知道按照采药人的规矩，谁发现的就归谁，小茯苓先发现了这株灵芝，肯定首先归小茯苓。

他抬头望了望身边的林子，这明显是一片槲（hú）树林，槲树底下生灵芝，这是采药人都知道的常识，他怎么就没发现呢，唉，真是粗心大意啊。

除了陆一，几个伙伴几乎算是采药的菜鸟。平时碰到普通药材，大家都是争先恐后地抢着去挖，但是面对这么一株珍稀宝贝，几个小伙伴你望望我，我瞅瞅你，谁也不敢动手采挖，生怕一不小心挖坏了。

众目睽睽之下，陆一也不推脱，他细心地用小铲子在灵芝周围测算了一下，围着灵芝划了一个圆圈，然后小心翼翼地开始挖掘。

不一会工夫，一株根部包裹着泥土的灵芝就被挖了出来，赤紫色的叶子肥厚圆润，在雨水的映衬下，分外娇艳，让人恨不得咬上一口。

陆一心里虽然万分不舍，还是把这株灵芝小心翼翼地捧到了小茯苓面前，小茯苓吓了一大跳，诧异地望着陆一。

"这株灵芝是你发现的，归你了。"陆一一脸云淡风轻的表情。

回过神后的小茯苓望了望好朋友毛毛，见毛毛冲自己点了点头，这才开口道，"我们采药只是为了赚钱，你采药是为了救你父亲，你比我们更需要这株灵芝。更何况，你还救过我的命，所以，这株灵芝现在属于你了。"

陆一难以置信地望着面前的小姑娘，"这是一株上好的灵芝，非常值钱，你可想好了？"

"药可以再采，钱可以再赚，但你父亲的病不能再等。"调皮的毛毛难得说了一句煽情的话。

毕竟救人要紧，陆一不再推辞，他眼含热泪，心绪激动地说道："我替父亲谢谢大家了。"

一行人顺利下了山。回到赵家药铺，毛毛把采集到的白头翁、红花、金银花、苍术等药材卖给了赵掌柜，抵了两个银叶子。

听说是从青龙山采回来的草药，赵掌柜

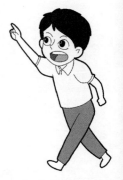

奇怪的游戏

对几人的态度立马发生了变化，不再是倨傲和不屑，反而是钦佩和恭敬，不仅如此，他还用祖传的"扭伤手法"帮林夏夏治好了扭伤的脚踝。

几个小伙伴心情大好地退出游戏，各回各家。

高额悬赏

又是一个周末，吃过早饭，几个伙伴们按照约定，再一次进入了游戏世界。

刚来到赵家药铺门前，就见很多人围在一起看着什么，并高声粗气地争论着。

他们挤进去一看，是一张悬赏告示，原来镇上孙员外家的公子炼体走火入魔，陷入了昏迷，大夫配的方中尚缺两味药材：冬青果枝和五灵脂。怎奈寻遍了镇上所有的药铺也买不到。

孙员外三代单传，到了他这辈，子嗣更加艰难。从十八岁开始，他陆陆续续娶了十房姨太太，但直到五十岁高龄时才得了这么一个宝贝儿子。

本想盼他能出人头地、光宗耀祖，哪知事与愿违，儿子练功过度，走火入魔了，这下孙员外可傻眼了，能否光宗耀祖不重要了，重要的是要保住儿子的小命啊，否则万贯家财可没人继承了，这才有了高额悬赏之事。

要知道，在这个世界里，一枚金叶子等于一百枚银叶子，一枚银叶子等于一百枚铜币，一枚铜币等于一百枚铜钱。一枚银叶子够普通人家两个月的生活费了。

"都快擦干你们流出来的口水吧，一百枚金叶子不假，就怕有命赚没命花啊。"旁边一位大叔的话瞬间给沸腾的人群泼了一盆冷水。

"不就是两味药材嘛，这有啥难的?"小茯苓纳闷不已，怎么扯到没命花了。

周围人像看外星人一般盯着小茯苓，"小妹妹，饭不可以乱吃，话更不可以乱说。你可知这五灵脂是什么?"

"不知道啊。"小茯苓一脸茫然地说。

"哈哈哈，连五灵脂是什么都不知道，还说好采，真是个不知天高地厚的傻丫头。"众人大笑起来。

小茯苓羞得满脸通红，恨不得找个地洞钻进去。

等众人笑够了，林夏夏怯怯地问身边一位书生模样的人："五灵脂到底是什么啊?"

"书生"见有人问他，感到很有面子，大声说："五灵脂乃是哺乳纲鼯（wú）鼠科动物复齿鼯鼠、飞鼠或其他近缘动物的粪便。"

"什么? 老鼠屎?"小茯苓和林夏夏互相对视了一眼，差点跳起来。

"不是老鼠，是鼯鼠。"书生一本正经地纠正着她俩的错误。

"鼯鼠是什么?"田小七逮着机会就赶紧问。

"像老鼠的一种鸟。"

"有翅膀，会飞，长得像蝙蝠。"

"不对，脸长得像狐狸，嘴巴像老鼠，尾巴像松鼠。"

"三不像。"

众人七嘴八舌地争论起来。

"好了，都别争了，听我说。"书生一声大吼，成功地平息了众人的争吵。

看到大家的目光都转移到自己身上，他

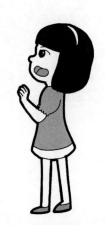

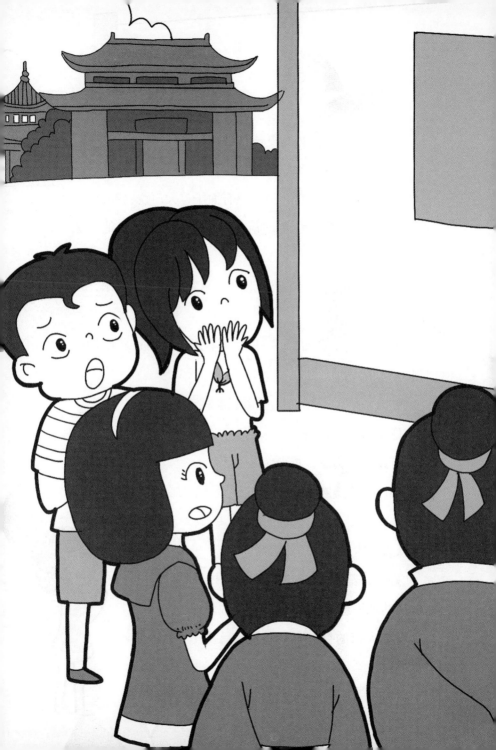

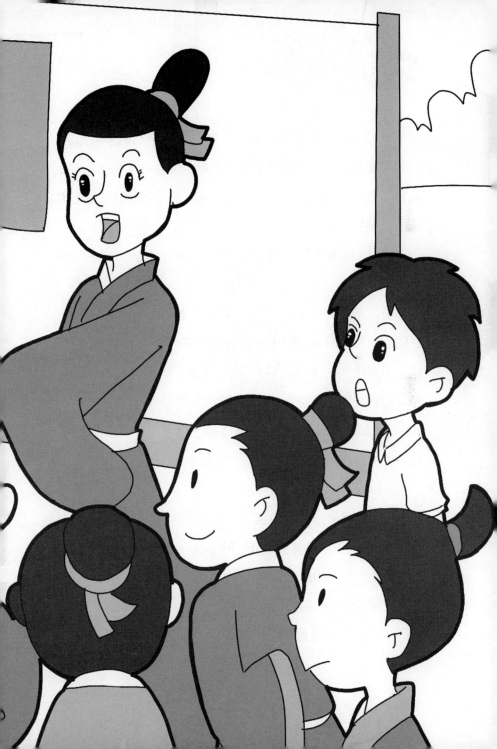

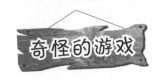
奇怪的游戏

清了清嗓子，这才不紧不慢地说道："鼯鼠全名叫复齿鼯鼠，俗名叫寒号鸟。虽然名字中有个鸟字，但它可不是鸟，它是地地道道的哺乳动物。它长的样子嘛，有点像松鼠，有毛茸茸的长尾巴……"

"它还会飞。"人群中一个少年打断了书生滔滔不绝的演讲。

被人打断，书生很不高兴，"它根本不会飞，那是滑翔。它的前后肢之间有皮膜相连，借助皮膜，能从高处向低处滑翔，不知情的人才以为它会飞，'飞鼠'的称号就是你们这种人给它起的名字。"

"什么叫我们这种人？我们是哪种人？"少年捋着袖子，对书生的自视清高极其鄙视。

"好了，好了，都好好说话。"一位上了年纪的人一看事态不对，立马拿出权威劝阻了一场潜在的战争。

"鼯鼠又叫寒号鸟？"小伙伴们大吃一惊，寒号鸟他们不陌生，课堂上老师给他们讲过寒号鸟的故事，说的是寒号鸟冬天偷懒不垒窝，最后被冻死了。

小伙伴们耳边仿佛又听到了课堂上老师学寒号鸟的话

"哆罗罗、哆罗罗，寒风冻死我，明天就垒窝"。

"寒号鸟的粪便就是五灵脂?"小茯苓不相信地低声问道。

书生点点头，"鼯鼠有千里觅食的习惯，但是不管走多远，它们拉粑粑却非常讲究。"

"怎么个讲究法?"一位急性子的少年又插嘴问道。

书生没理睬他，继续说道："不管走多远，它都会回到洞里拉屎撒尿。"

"那可好办了，只要找到它的洞，就能找到一堆五灵脂了。"毛毛兴奋地搓着手，好像真找到了五灵脂一般。

"说得轻巧，鼯鼠的洞都在悬崖峭壁的石洞或石缝中。"

"拴着麻绳子下去总能采到吧……"有胆大的人喊道。

"悬崖上没处立脚，随时可能出意外。这还不是最可怕的，最可怕的是那鼯鼠，都有锋利的牙齿，一旦惊动了它们，给你咬断麻绳，跌落悬崖，肯定会粉身碎骨。"

"啊……"众人惊呼出声。

大家都沉默了，且不说能不能找到，就是找到了，那么高的悬崖峭壁，随时都可能

被摔死，拿命去换，大家又犹豫了。

"冬青果呢？"五灵脂不好采，冬青果难道也采不到吗？毛毛不甘心地问。

"冬青果长在高高的树上，飘忽不定，也极难寻找。"

"是啊，听我爷爷说过，冬青果树生长缓慢，种子需要五到六年才能萌发，萌发后长成大植株再需五年，而形成再大片面积的树林则需要二十到三十年。这可去哪里寻？"

"想来两种草药都生长在青龙山上，青龙山里走一遭，不死也得脱层皮啊。"一位汉子模样的人说道。

"重赏之下必有勇夫。"

"那也不能要钱不要命啊。"大家议论纷纷。

几个伙伴心事重重地挤出了人群，上次他们踏入了青龙山不假，但大家心里都明白，没有陆一，他们说不定小命都丢在山里了。更羞于启齿的是，他们进入的其实只是青龙山的外围山脉，山峦腹地里危险更多，那真可谓九死一生。

正在大家沉思时，突然一个人影急步跑到了他们面前，接着就是陆一热切的声音："你们可算来了，我等你们好几天了。"

"你父亲好了没，等我们干什么啊?"田小七奇怪地问道。

"父亲已经大好，但还需静养，他嘱咐我陪你们去山里采药，以表谢意。"

有了陆一的陪伴，大家心里踏实了不少。

"咱们到底要不要去青龙山?"林夏夏心急地问道。

是啊，到底要不要再踏入青龙山，这个问题着实让人为难。

"去，当然要去，一百枚金叶子足够我当个土财主了。"

"什，什么?"众人以为自己的耳朵出了毛病，直到抬头看到陆一嘴角挂着的那抹笑意，才知道他没在开玩笑。

"陆一，上次我们可是差点把小命丢到那里，你还敢去?"

没想到陆一坚定地说："富贵险中求，不冒险怎么能赚大钱呢?"

众人这下彻底晕菜了，没想到斯斯文文

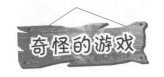

的陆一胆子这么大。

就在他们热烈讨论的时候，谁都没有留意到某个角落里"三"双眼睛正不怀好意地盯着他们。

为首一人是个精壮的汉子，只是脸上一道醒目的刀疤令人触目惊心。那道疤痕从耳后一直延伸到嘴角，给他的脸庞无端增添了一抹狰狞之色。

"老大，把宝押到这几个毛头小子身上，靠谱吗？"刀疤脸身旁一个瞎了一只眼睛的汉子问道。

"哼，不押他身上，难道押你身上？还毛头小子，十个你也打不过那个毛头小子。"刀疤脸轻蔑地瞟了一眼"独眼龙"。

"老大，未免有点长他人志气，灭自己威风吧。"一直没说话的另一人不服气地说道。这人满脸满身横肉，油腻腻的脸中央卧着一个硕大的酒渣鼻子，看起来甚是滑稽。

"看到那个背弓箭的小子了吗？他叫陆一，他身后的弓箭厉害得很，你们今后一定要多加小心。""刀疤脸"悄悄地告诫他的两个随从。

"老大，是不是有点危言耸听？不就是一把破弓箭吗？"

"酒渣鼻子"对老大的话不以为然，继续反驳道："想当年咱们还是大名鼎鼎的威武镖局镖师时，江湖上谁不晓得我胡爷的大名……"

"想当年？你也知道那是想当年。"

"刀疤脸"狠狠地打断了"酒渣鼻子"滔滔不绝的聒（guō）噪。

停了一会，"刀疤脸"才继续说道："那个叫陆一的小子，父亲多年病重，全家就靠他一张弓箭吃饭，你们知道他都射什么活物吗？"

"什么？"两个随从齐声问道。

"开—口—雁。""刀疤脸"一字一字地说道。

"开口雁？""独眼龙"大吃一惊，他行走江湖多年，还是有点见识，"江湖传言，这种雁全身完好，致命伤口在口中。"

"没错，所以射箭的时机一定要把握得十分精准，要在大雁开口鸣叫的一刹那，将箭射入口中，一击毙命，只有水平极高的箭手才能办到。""刀疤脸"一脸严肃地说道。

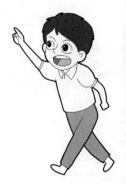

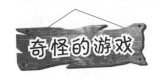

　　"可是听说自从万剑山庄的老庄主故去后，这手绝技就失传了，再说要想练就这门功夫，少说也得有十年的功底吧，这个小子年纪轻轻，也就十五六岁的光景，他是怎么办到的呢？""独眼龙"大惑不解。

　　"现在你们知道他的厉害了吧？""刀疤脸"适时提点两位属下。

　　"老大，即使他能射开口雁，又能怎样，也不一定能找到五灵脂啊。""酒渣鼻子"说道。

　　"怎么？信不过我？从他卖出那株灵芝那一刻起，我就盯上他了，这些年你俩跟着我，可曾失手过？""刀疤脸"对属下的质疑很是生气。

　　"对对，老大说得对，咱们就按老大说的办：一路跟着他们，以逸待劳，只要他们采到了药材，咱们就动手来抢，这群孩子里也就那个陆一懂点拳脚功夫，其他几个还不是手到擒来。""酒渣鼻子"谄（chǎn）媚地说。

不速之客

两天后，青龙山腹地的一处丛山莽林中，迎来了五位不速之客。

这五人神情疲惫，衣衫褴褛，一副落魄样，俨然就是小茯苓等人。

"陆一，歇会儿，快累死了。"毛毛把背篓随便一扔，毫无形象地一屁股坐到了地上。

"就你毛病多，一会儿要喝水，一会儿要尿尿，人家林夏夏都比你强。"小茯苓毫不留情面地指责他。

"切，她都被锻炼成女汉子了，好男不跟女汉子比。"毛毛的脸皮厚得像堵城墙。

毛毛一路上叫苦不迭，好在大家对他的大呼小叫已经习以为常，也就不再理睬他。

"歇会儿吧，大家都累了。"陆一停住脚步，边擦着脸上的汗边回头对大家说道，很显然陆一已经成了这支队伍的主心骨。

"陆一，你是不是有虐待倾向？专拣那些崎岖坎坷的小路走，不，哪有什么路啊，根本就没有路，哎哟，我的肚子又疼啦，快，快给我手纸……"毛毛坐火箭般急火火地往草丛中跑去。

"活该，谁让你不听劝阻喝没烧开的生水。"小茯苓幸灾乐祸地说道。

"臭毛毛，滚远点，别把我们熏坏了。"林夏夏捂着鼻子，仿佛真被熏到了。

毛毛果然跑得够远，原因倒不是怕熏坏伙伴们，而是他没找到合适的地方，草丛中草太深，还没等蹲下，屁股就被草扎了，他只好一溜小跑来到一处光秃秃的高坡处。

他稀里哗啦、畅快淋漓地解决了生理问题，正要起身，突然发现来时的路上远远走来三个人。

"咦，这是什么情况？这鸡不拉屎、鸟不生蛋的地方，怎么会有人？他们是干什么的？"

毛毛实在搞不明白，只好把自己藏起来，耐心观察。

　　不一会儿，三个人就来到了他拉粑粑的高坡下。只见三人非常警惕，像是怕被发现一般，朝小茯苓几人的方向遥遥望了一眼，才停下来。

　　"老大，跟着这群小鬼漫山遍野地跑，啥时候是个头啊？""独眼龙"擦着脑袋上的汗，咧着嘴，一副愁苦的表情。

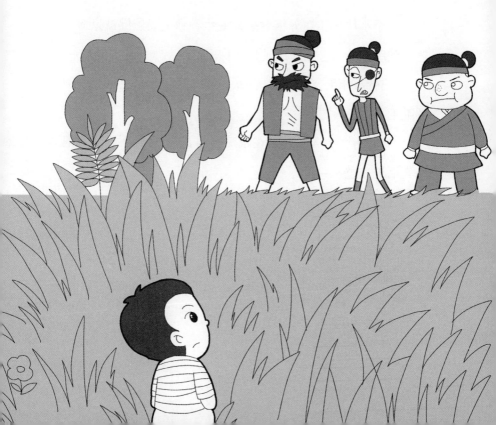

奇怪的游戏

"酒渣鼻子"仰起头，举起了酒葫芦想喝口酒，结果却一滴也没倒出来。他一扬手，酒葫芦"骨碌碌"滚出去老远。

"是啊，老大，这前不着村，后不着店的，想讨口酒吃都讨不到。"

"哼，这就受不了，真是两个窝囊废。""刀疤脸"恨铁不成钢。

……

几个小伙伴正在养精蓄锐，突然看到毛毛仿佛被鬼追一般，跌跌撞撞、连滚带爬地逃了回来。

"出什么事儿了？"陆一一跃而起，扶住了马上就要跌倒的毛毛。

"有，有，有人，在，在跟踪咱们。"毛毛好不容易才把一句话说完整。

"什么？"几个小伙伴大惊失色。

"别着急，慢慢说，到底怎么回事。"

听完毛毛的话，几个小伙伴顿时意识到了事态的严重性。他们一伙虽然人多，但肯定不是那三个家伙的对手。

"别惊动他们，咱们该干吗干吗，找到药材前他们是不会动手的，想办法找机会甩掉他们。"陆一老练地说道。

看来也只能这样了。随后的时间里，小茯苓几人忽快忽慢，专挑那些难走的地方去，使得跟踪的三人苦不堪言，既担心被发现又担心跟丢了。

就这样又走了小半天，陆一一行人却有些着急了，摆脱不了这些可恶的跟踪者就不能安心寻药，可是那三人像狗皮膏药一样，甩掉他们谈何容易？

"你们看，那是什么？"眼尖的毛毛突然发现前方不远的一棵大树上倒垂着一团圆球形的东西。

大家走到近前一看，原来是一个马蜂窝，只见一群马蜂围绕着椭圆形的蜂巢，飞来飞去，发出令人心悸的嗡嗡声响。

"有办法了。"小茯苓灵机一动，突然想到了一个办法。

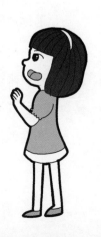

恶人受惩

　　"刀疤脸"三人正在监视着前方的一伙人，突然发现他们在一棵大树下停了下来，不仅如此，还神神秘秘地在树下埋了什么东西。埋好东西，几人又在地上插了一根木棍，显然是做记号用的，这才鬼鬼祟祟地离开。

　　"老大，他们在干什么？""独眼龙"问"刀疤脸"。

　　"走，瞧瞧去。""刀疤脸"说完一跃而起。

　　躲在远处的陆一看到三人进了"埋伏圈"，举起弓箭，远远地瞄准了马蜂窝……

　　三人贼头贼脑地来到树下，听到一片奇怪的嗡嗡之声，还没来得及仔细查看，突然听到"嗖"的一声，紧接着就是"嗵"的一声，然后就是一个沉甸甸的东西从天而降，正好落在他们脚边，接着一阵闷雷般的响声响起，一团黄色的飞虫腾空而起。

看到落在眼前的大蜂巢，三个人目瞪口呆，但瞬间就反应了过来，拔腿往外跑。

受到惊吓的大马蜂发现"家园"被毁，恼羞成怒，正愁没处报仇呢，一看"假想敌"要逃跑，哪肯善罢甘休，恶狠狠地挥舞着翅膀，凶神恶煞般追了出来。

三人吓得屁滚尿流，狼狈逃窜。"独眼龙"回头一看，惊得冷汗都出来了，妈呀，成百上千只马蜂在空中聚成了一团，黑压压地向他们扑来。他心知不妙，忙边跑边脱下外衫，包住脑袋，继续逃窜。谁知追上来的马蜂竟然隔着外衫狠狠刺到了他的脑袋、额头上，疼得他哇哇乱叫，原本有些放慢的脚步又开始健步如飞……

"刀疤脸"不愧是老大，可能觉得被一群"流民"追的抱头鼠窜，实在是有失风度，转身瞅准目标，奋力跃起，当空一把狠狠地拍在了两只大马蜂身上，巨大的力道一下就将它们扫飞了出去。

可惜还没等他得意太久，更多的马蜂径直而凶狠地向他扑来，那同仇敌忾、不惜同

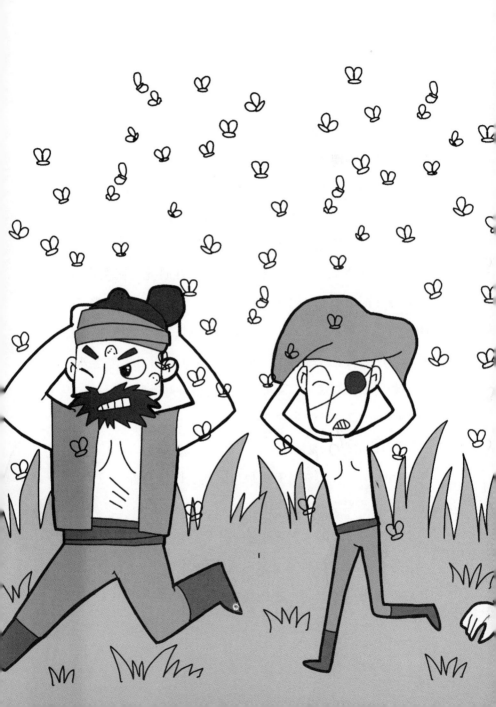

归于尽的架势把他给吓傻了……

　　"酒渣鼻子"正抱头鼠窜，突然脚下一绊，跌了一跤。追赶他的马蜂愣了一下，随即大喜，不管三七二十一，嗡的一声朝他扑了过去……

　　　　"啊……"一声声凄厉的惨叫声，响彻山谷，听来令人毛骨悚然。

　　　　不知过了多久，陆一等人开始来打扫"战场"。

　　　　饶是有思想准备，看到被蜇的猪头一般的三人和满地的死蜂，小伙伴们还是吃了一惊。

奇怪的游戏

"刀疤脸"和"独眼龙"抱着脑袋，半跪在地上，"酒渣鼻子"正满地打滚，可能伤得太重了，不一会儿就停止了打滚，倒地直哼哼了。

三人均被马蜂蜇得浑身肿胀，尤其是脑袋，肿得比猪头还可怕，要不是"香肠"一般的嘴巴在蠕动，哪还认出是三个人啊。

看到来了人，"刀疤脸"抱着脑袋，痛哭流涕地求饶道："饶命啊，快，快救我。"

"看你以后还敢不敢害人。"毛毛恨恨地说。

"再，再也不敢了，快，快救救我，我实在受不了啦。"

"独眼龙"见状，膝行两步，拱手朝陆一作揖道："您老人家大人有大量，快，快救救我。"

看着鼻青脸肿的三人，陆一心里窃笑，手摸着下巴，装作一副深思样，"救你们可以，可是得需要你们的配合。"

"刀疤脸"和"独眼龙"对视一眼，不知道陆一葫芦里卖的什么药，但此时，救命要紧，哪还管了其他，连连答应，"配合，一定配合"。

田小七朝两人说道："现在你们去挖些黄土回来，多挖些，越多越好。""刀疤脸"和"独眼龙"面面相觑，挖黄土干什么？

"怎么，不想要命了？"毛毛狐假虎威地吓唬"刀疤脸"和"独眼龙"。

"好好，就去挖，就去挖。"两个人连滚带爬地去挖黄土了。

小茯苓忙去背篓里找草药，却被陆一给制止了，"把咱们千辛万苦寻得的宝贝给这三头猪用，太糟蹋了。"

"那怎么办？"

"去找些马齿苋。"

田小七翻开《采药宝典》中"马齿苋"一页，念到："马齿苋又名马苋菜，一年生肉质草本植物。叶肥厚多汁，无毛，茎常带紫色，叶对生，倒卵状楔形；夏季开花，花小型，黄色；果圆锥形。多生于田野、菜园、路边及庭园废墟等向阳处。"

"有什么作用？"小茯苓问道。

"性寒味酸，具有清热解毒、消肿之功效，治疗虫蛇咬伤、痢疾、热毒痈疮等。"

原来有清热解毒的作用啊。几个人分头去挖了一大堆马齿苋回来，正好碰上"刀疤脸"两人回来，只见他俩用外衫各包了一大包黄土。

陆一指挥"刀疤脸"和"独眼龙"把马齿苋捣烂，混合到黄土中，让小茯苓和林夏夏离开，然后与毛毛、田小七轮流往黄土上撒尿，边撒尿边吩咐"刀疤脸"和"独眼龙"和（huó）成泥巴，涂抹到全身，尤其是脸上和脑袋上。

"刀疤脸"和"独眼龙"哭丧着脸，一想到要把三个小鬼的尿抹到全身，磨磨蹭蹭不愿动手，想想也是，谁愿意把尿抹到身上啊。

"怎么？不愿意抹？马蜂蜇伤可不是小事，搞不好小命就没了。"毛毛继续吓唬他俩。

他俩也知道，这话还真不是吓唬他们，搞不好真会出人命，加上身上奇痛难耐，实在苦不堪言，只好不情不愿地把尿和（huó）成的泥巴抹满了全身，然后又给"酒渣鼻子"全身也涂满了泥巴。

没过一会儿，药效就开始发挥了，三个人只觉得全身发烫。

田小七看到，透过泥巴，三人身上开始有白白的蒸气冒出，又过了一会儿，他们身上的泥巴居然开始大片大片变干燥了。

陆一吩咐他俩把干了的泥土抠下来，重新涂抹，就这样，反复了三次以后，他们身上的肿胀居然慢慢消退了，两人哭爹喊娘的叫唤声也弱了下来。

"神医啊。"抠下最后一层泥巴，"刀疤脸"活动活动胳膊，高兴地跳了起来。

"看看，消肿了，消肿了。""独眼龙"捏捏自己的脸蛋，开心得不得了。

又过了一会儿，"酒渣鼻子"也哼哼唧唧地醒了过来。

总算捡回来一条命，三人千恩万谢，朝着陆一和毛毛他们连连作揖。

"以后还敢不敢干那些伤天害理的事了？"

"不敢，再也不敢了。"

"快滚吧。"

"是，是。"三人沿着来路连滚带爬地离去了。

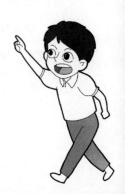

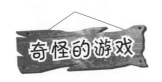

"咱们也走吧。"田小七朝陆一和毛毛说道。

"等会，还有个好东西没捡呢。"陆一不理睬二人，匆匆来到大树下，只见那个蜂巢已经蜂去房空，变成了一个空巢，只剩下几个白色的幼虫。

"捡这个干什么用？"毛毛问道。

"这个可是个好东西。"陆一指了指田小七手里的《采药宝典》，示意他自己去看。

田小七和毛毛翻开《采药宝典》，找到蜂房，念道："蜂房，又名蜂巢，胡蜂科昆虫果马蜂、日本长脚胡蜂或异腹胡蜂的巢。"

"哇，想不到马蜂窝也能入药啊，真是大开眼界。"毛毛瞠目结舌。

"那当然啦，马蜂窝作用可大着呢，可以治疗身上长的疮，还能治头癣、关节炎和牙疼。"

摆脱了三个跟屁虫，又收获了一个硕大的蜂房，小伙伴们都开心不已。

伏龙肝和童子尿

"陆一，你刚才戏弄他们仨可真解恨，用尿和（huó）泥巴，这种鬼主意亏你想得出来。"

不比不知道，一比吓一跳，毛毛现在觉得比起使坏来，陆一一点都不逊色于自己，甚至有点青出于蓝而胜于蓝的感觉。

陆一愣了一下，立马明白了过来："这哪是什么鬼主意，我是真的在救他们的命。"

"啊……"这下轮到小伙伴们吃惊不已了，用尿和泥巴治病？

"童子尿，黄泥都是解毒的圣品。"陆一不理睬众人的目瞪口呆，继续说道："先说这黄土，那可是好东西。"

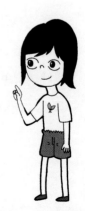

"土也是好东西?"小茯苓觉得匪夷所思,土遍地都是,怎么还成好东西了。

"上古时代,女娲娘娘造人,把土捏成人形,吹一口气就活了。所以,人活着就是这一口气,这口气就是阳气。"

"这跟黄土治病有什么关系?"林夏夏把话题从女娲娘娘又拉回到了黄土上。

"当然有关系了,土是万物之母,所以能解百毒,伏龙肝你们知道吗?"陆一侃侃而谈。

"什么,龙肝?吹牛吧你,世界上哪有龙啊?"毛毛首先提出反驳。

见其他伙伴们一脸茫然的神情,陆一继续说道:"伏龙肝不是龙的肝,而是灶心土。"

"灶心土,那又是什么东西?"几个小伙伴更加疑惑了。

"家里烧饭用的灶台,锅底都是朝下的,最下边的地方是用黄土垒成的,做饭烧的又是柴草,久而久之,锅底的黄土就被柴草熏烧成了红褐色,灶底中心的这个土块就是伏龙肝。"

灶台他们还真见过,当然不是在自己家里,而是在小茯苓爷爷家,爷爷家里烧饭用的就是那种灶台,他们也见过那种黑漆漆的锅底。

　　"土疙瘩居然有这么高雅的名字，真有意思。"林夏夏赞道。

　　"灶心土能治病？"小茯苓大惑不解，她无论如何想象不出吃土居然能治病。

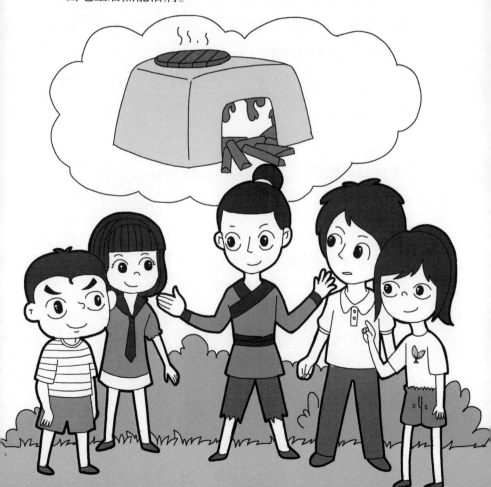

奇怪的游戏

　　田小七忙翻开《采药宝典》，果真有灶心土，只见书中记载："伏龙肝又名灶心土，为久经柴草熏烧的灶底中心的土块。"

　　"伏龙肝有什么作用呢？"毛毛打断了田小七的话，转向陆一询问答案。

　　陆一仍旧一副不紧不慢的表情，"我小时候常见爷爷用它来治疗脾胃虚寒导致的拉肚子。"

　　"那为什么还要用尿呢？"田小七追问道。

　　"那可不是尿，那是童子尿。"一句话说得两个男孩子脸红了。

　　田小七忙把《采药宝典》翻到童子尿一页，念到："童子尿，中医称'童便'，是指满月之前的男孩清晨的第一泡尿。"

　　"啊？原来童子尿还这么讲究啊，要满月之前的小孩，还得是早晨第一泡尿。"田小七吃惊不已。

　　"哈哈，原来咱们都不是童子啊。"毛毛拍着手怪声怪气地说道。

　　"其实，只要是尿就有滋阴降火的作用，只不过没满月之前小孩的尿作用更强更有效。"陆一解释道。

"童子尿真能治病吗?"田小七仍是半信半疑。

"那是当然,不光能治病,还能美容呢。"陆一语出惊人。

"真的?"一听说美容,小茯苓和林夏夏圆溜溜的眼睛瞪得更大了。

陆一点点头,"古时候有个大夫叫朱震亨,他的书中就记载了一个故事,说有一天碰到一个快八十岁的老妇人,见她长得很年轻,看起来像四十岁,就问她:您用了什么保养方法,老妇人说她已经喝了四十多年的童子尿,正是因为喝童子尿,才貌美如花还从来不生病。"

"真的假的?"林夏夏和小茯苓将信将疑。

陆一笑笑,"朱震亨这个人真的在历史上存在过,他的书中也确实记载过这个故事,至于事情是不是真的,我也不知道。"

小伙伴们面面相觑,不知该不该信。

只听陆一继续说道:"你们知道吗,人的尿放时间长了,会自然沉结成固体物,这种

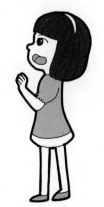

固体物也是一种中药，叫人中白。"

　　田小七忙把《采药宝典》翻到人中白一页，念到："人中白为健康人尿自然沉结的固体物。有清热、降火、消瘀的作用。"

　　小伙伴们可算大开了眼界。

　　"老祖宗真有探索精神，连伏龙肝和童子尿都能扒拉出来治病，看来咱们还真得向老祖宗学习啊。"小茯苓感慨道。

　　"黄土能解百毒，童子尿又有滋阴降火的作用，加上咱们捣烂的马齿苋，也有清热解毒降火的作用，把他们混合到一起治马蜂蜇伤，不正好吗？"陆一说道。

　　大家频频点头称是，中医药真是博大精深，令人大开眼界啊。

　　三天后，青龙山中的一处山脉，仙霞蒸腾，祥云缭绕，不时有猿啼狼啸和仙鹤唳（lì）鸣声远远传来。

　　看到眼前的美景，小伙伴们兴奋不已，"这么美的地方，肯定住着神仙吧。"小茯苓感叹道。

　　"咱们一路历经艰难万险，终于来到神仙的住处了。"林夏夏挥舞着双手说。

诚然，他们一路上跋山涉水，穿过丛林，越过沼泽，着实苦不堪言。

"这应该就是传说中的人间仙境吧。"田小七也有感而发。

还没等他们欣赏够美景，不期而至的事情发生了。

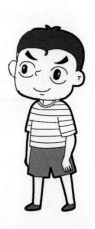

又添帮手

"吼!"突然，一声震耳欲聋的怒吼响彻山林，令人胆战心寒。

"什，什么……"毛毛吓得屁滚尿流。

其他小伙伴们也慌了手脚，一边向陆一身边靠拢，一边警惕地四下张望。

"啾……"还没等伙伴们回过神来，就听到天空中传来一声惊天动地的声响，随后就见到一只硕大无比的青色大鸟出现在天空。

那只大鸟在空中警察巡逻似的盘旋了一会，突然朝着他们的方向俯冲下来。

"啊……"胆小的林夏夏蒙住了眼睛，吓得连躲避都忘了。

连一向射雁为生的陆一都愣住了，不仅忘了弓箭，还仿佛着了魔，嘴里不停地碎碎念道"不可能，不可能"。

正在大家要束手待毙时，突然发现那只大鸟冲向了离他们五丈远的地方。紧接着就见一个身形高大、浑身黄黑斑纹的老虎从草丛中闪电般窜起，扑向了怪鸟，两只巨兽就这样乒乒乓乓地厮杀了起来。

大伙儿被惊得目瞪口呆，这，这是啥个情况？本来以为自己是别人猎物，怎么成了观战者。

"快，快跑吧……"毛毛吓得腿肚子都快抽筋了。

"快躲到岩石后面去。"陆一一边吩咐大家，一边手持弓箭上前看个究竟。

两只巨兽正斗得如火如荼、昏天黑地，哪还有心思注意到旁人的靠近。

飞沙走石中，只见那只怪鸟伸出锋利的鸟爪，疯狂地撕扯着老虎的脑袋，老虎则边撕咬着怪鸟的一只翅膀，边歇斯底里地左右摇晃脑袋想摆脱它。

终于，老虎摆脱了怪鸟的束缚，一巴掌

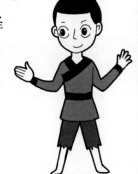

拍到了鸟头上，怪鸟吃痛，只得放开了老虎的脑袋。还没等它逃离，就被老虎反手一击，一巴掌拍到了岩石上，发出了"砰"的一声巨响，伴随着巨石的滚落，怪鸟尖长的利嘴里吐出了几口艳红的鲜血。

就在陆一以为怪鸟必死无疑时，却惊讶地发现它居然摇摇晃晃地又站了起来。

只见它费力地拍拍青色的翅膀，高昂着头颅，又恢复了倨傲的姿态，大有王者归来之范。

再看老虎，头破血流、一身狼狈，显然刚才的战斗中它也没占到多少便宜。它伸出舌头，舔了舔淌到嘴边的鲜血，露出两排尖利的獠牙，令人不寒而栗。

一鸟一虎，仇视地注视着对方，突然，怪鸟一个趔趄，险些摔倒，只好倚在岩石上，支撑着摇摇欲坠的身体。见此情景，老虎得意地望着自己的囊中之物，突然纵身跃起，扑向了猎物……

说时迟，那时快，本来奄奄一息濒死的青鸟仿佛打了鸡血，拼尽全力一跃而起，伸出了钢叉般锋利的双爪……

只听"嗷"的一声凄厉惨叫，老虎翻滚着跌落在地，脸上露出了痛苦不堪的神情，原来它的双眼赫然被怪鸟给抓瞎了，它的两只爪子抱着脑袋在地上翻滚，陆一见状，怕老虎余怒中再伤人，忙上前一箭射中了它的心脏，结束了它的痛苦。

再看怪鸟，脖子上被老虎咬了一个大洞，正汩汩往外冒血，但它还是挣扎支撑着看到老虎断气，这才缓缓地低下了脑袋。

躲在岩石后的几个小伙伴心惊胆战，听到没有动静发出，这才敢伸出脑袋一探究竟。

小茯苓望向那只怪鸟，全身颤抖，不停地发出低低的哀嚎声，尤其是如水的眸子可怜巴巴地望着大家，让大家不禁对它生了怜悯之心。

"好可怜的青鸟，咱们救救它吧?"

"要是救了它，它翻脸不认人，对咱们发起攻击，那可如何是好?"田小七谨慎地说道。

"不会的，你看它伤得这么厉害，一时半会也恢复不了，不会对咱们造成危害的。"小茯苓固执地坚持。

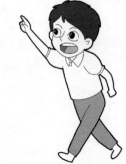

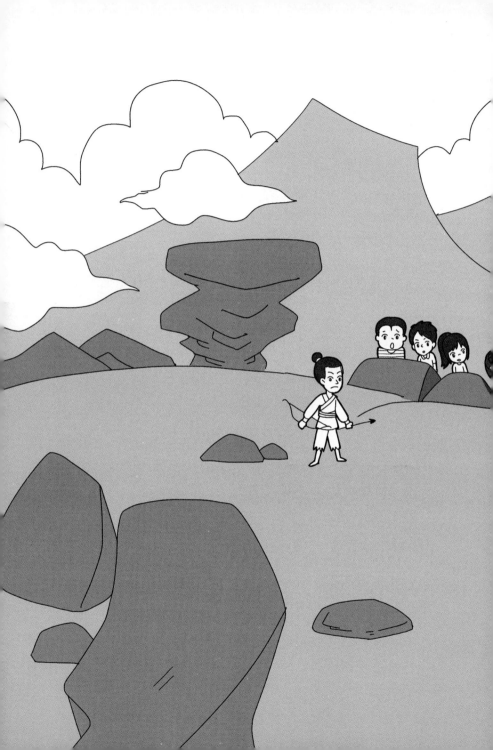

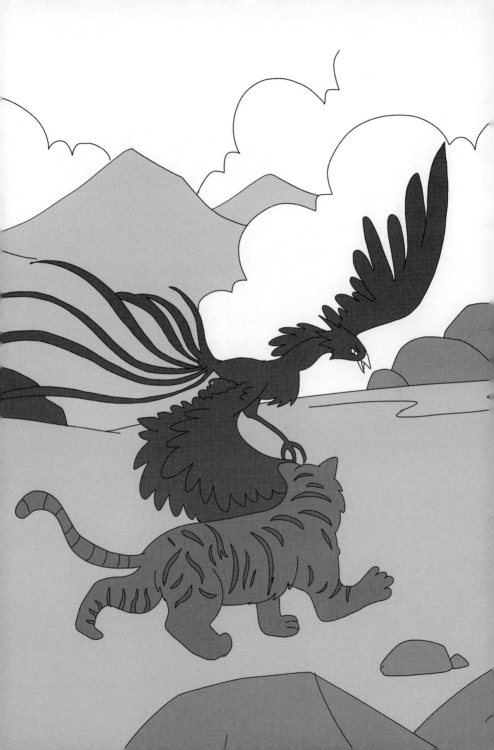

"阿弥陀佛，救人一命，胜造七级浮屠。"毛毛难得正经起来。

小茯苓不再理睬众人的意见，忙从背篓里取出几味止血的草药，嚼碎后敷在了大鸟的伤口处，又找出几味治疗内伤的草药，嚼碎后塞进了大鸟的嘴中。

此时的怪鸟，再没有刚才的凶悍，反而温顺了许多，眼睛直直地望着小茯苓，乖乖地任由她摆布。

过了一茶盏功夫，怪鸟抬了抬脑袋，显然，草药起到了作用。又过了好大一会儿，怪鸟开始挣扎着想爬起来，大伙手忙脚乱地上前帮忙，终于帮它站了起来。

怪鸟伸出长长的脖子，蹭在小茯苓的肩膀上，不停地晃动，还发出了欢悦的鸣叫声。

小伙伴们看到这一幕，都惊呆了。陆一若有所思地对小茯苓说："看来你的做法是对的，这只青鸾已经归顺于你了。"

"什，什么?"小茯苓吓了一跳，什么青鸾，什么归顺啊，这都什么跟什么啊。

"这只鸟名青鸾，属于凤凰一脉，为上古神鸟，极具灵性，原以为早就灭绝了，没想到居然被你收服了一只，真是好运啊。"陆一缓缓道来。

"青鸾？你怎么认识？"田小七一脸吃惊的表情。

"我们家族中曾有本《洪荒异禽录》，我有幸偷窥过一点。"

众人一脸羡慕地望着陆一，真想能拜读一下这本传说中的神书，但也心知肚明，既然连陆一都是偷窥到的，他们就更没希望了。

"咱们继续赶路吧。"大家收拾好行囊，正准备出发时，发现青鸾怪鸟居然跟了上来。

"你要跟我们一起走？"小茯苓诧异地问它。

仿佛听懂了她的话，青鸾点点头，众人连连称奇，真是一只神鸟啊。

青鸾怪鸟乖乖地趴到了众人脚边，嘴巴指了指自己的后背，示意大家坐到它的背上。

"你的伤还没好，能带着我们飞吗？"小茯苓爱怜地问它。

青鸟点点头。

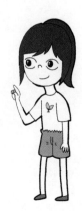

奇怪的游戏

　　有了青鸾，大家就像长了翅膀，再也不用受跋山涉水之苦了，大家兴奋得正欲骑坐到青鸾背上，只听陆一说："慢着。"说着抽出了腰间的匕首。

物尽其用

众人疑惑不解地望着陆一，却见他笑意盈盈地朝地上一努嘴，道："那个庞然大物还在那躺着呢，咱们可不能暴殄天物。"

"虎皮是好东西，咱们回去每人做一件虎皮袄穿，那得多拉风啊。"毛毛一脸神往的表情。

"我记得孙悟空的裙子就是虎皮做的吧？你顺便也做条虎皮裙，那更拉风啦。"想到那个场景，小茯苓乐得停不下来。

"再做条虎皮内裤，更更拉风啦。"林夏夏继续开毛毛的玩笑。

"切，你们两个，典型的小人得志，我才懒得跟你们理论呢。"毛毛不屑一顾地说道。

奇怪的游戏

　　打趣完毛毛，小茯苓和林夏夏转身再看那只老虎，吓了一大跳，忙向后退了好几步。

　　原来，在他们开玩笑时，陆一已经开始剥取虎皮了，现在正在用刀将皮与肉隔开，一大片血淋淋的虎尸露了出来，虽然老虎已经死去了，但这个血腥的场面还是把两个女孩子吓了一大跳。

　　"简直惨不忍睹。"小茯苓捂着吓得怦怦直跳的心脏说道。

　　"太残忍啦。"林夏夏也不忍再看。

　　受到打击的两个女孩子忙跑开了。

　　田小七望着剥完虎皮后仍忙得热火朝天的陆一，上前说道："这么大一块肉，咱们根本就没法带走，别忙活了。"

　　陆一抬起头，不解地望着田小七，然后才说道："谁说我要虎肉，我要的是虎骨。"

　　"虎骨？要这个干吗？"田小七纳闷不已。

　　陆一神秘地笑笑，"当然是入药了。"

　　"入药？虎骨能入药？"田小七和毛毛对视了一眼，将信将疑。

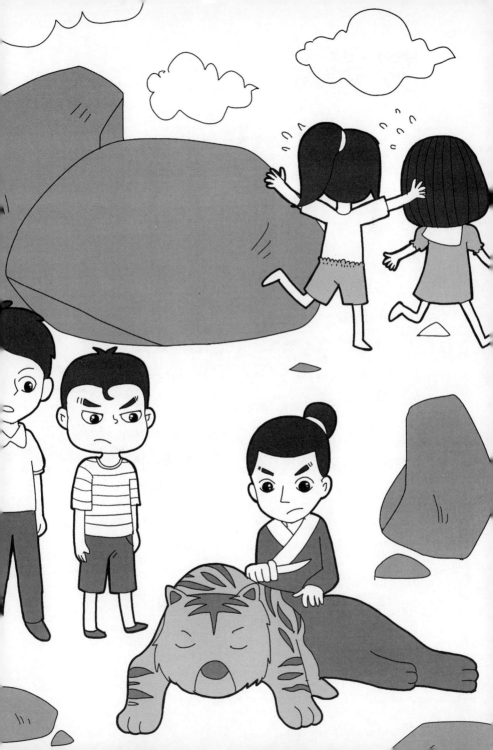

奇怪的游戏

田小七忙翻开《采药宝典》，果真找到了虎骨。

两人凑过去仔细念到："虎骨是猫科动物虎的骨骼，是我国中医学中的名贵药材，味甘、辛，性温。归肝、肾经。具有固肾益精、强筋健骨、益智延年、舒筋活血、通血脉等功效。"

"说白了，就是大补呗。"毛毛对一大段叽叽歪歪的话不感兴趣，直接一句话做了结论。

"这虎骨怎么入药？"田小七好奇地问陆一。

"煎汤，泡酒都行，治疗关节疼痛很管用，卖到药店很值钱的。"陆一头也不抬地说。

听到很值钱，田小七突然想到另外一件事情，"虎骨这么难得，一年到头也碰不上几块吧，药铺要用别的骨头冒充怎么办？"

"掂掂，什么感觉？"冷不防，陆一把一块从老虎腿部取下来的骨头塞到了田小七手中。

回过神来的田小七果真一本正经地掂量了起来，还没掂几下，就被心急的毛毛抢了过去，"我也试试。"

虽然才掂了两下，田小七已经明显地感觉到那块骨头比普通骨头要重，嘴里说道："好重啊。"

陆一点点头，"虎骨比同体积的牛骨要重一倍。"

"虎骨这么重，应该很结实吧?"田小七举一反三地问陆一。

陆一挠挠头，"没错，所以用虎骨做药丸子时要经过处理，让它变得酥脆。"

"怎么处理?"田小七打破沙锅问到底。

"油炸虎骨或醋淬虎骨。"

"啊?"田小七和毛毛瞪大了眼睛，张大了嘴巴，这算什么处理啊，难道还要做成一盘菜。

陆一仍旧不紧不慢地解释道："油炸虎骨就是将虎骨放到麻油里炸酥，或者抹上麻油后用火烤酥。"

"醋淬虎骨呢?"一想到吃，毛毛好奇得要命。

"这个有点麻烦，先用沙子炒，炒到发黄，再趁热扔到凉醋中，冷热一激，骨头就变酥脆了。"

"老祖宗还真聪明，想出这种方法来处理药材，肯定是从做饭中悟出来的吧。"毛毛感慨道。

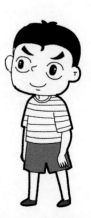

"药食同源，药就是从寻找食物中分化出来的，这也不奇怪。"田小七赞同道。

陆一继续方才的话题："老虎的骨头断面也不像普通骨头那样呈空洞状，而是有点像我们吃的丝瓜络状，最后一点，老虎的骨头油性较大。"

田小七再去看毛毛手中的那块虎骨，果真见它骨质细腻，微微发黄，与普通的动物骨头还真不一样。

"受益匪浅。"田小七佩服地望着陆一。

"太麻烦了，其实有更简单的法子。"毛毛一改往日的嬉皮笑脸，不苟言笑地说道。

"什么?"田小七和陆一齐声问道。

"拿根老虎骨头给狗闻，如果狗闻了就跑，证明是真虎骨。"

"噗……"两人不厚道地笑了起来。

"笑什么，我这法子肯定管用。"毛毛自以为想出来的法子很有道理，却没得到好伙伴的赞同，着急起来。

"是挺有道理的，毛毛你可真聪明。"看毛毛急得满脸通红，田小七忙恭维他。

剥完虎皮，取净虎骨，陆一在田小七和毛毛的帮助下，挖了个坑，把虎的尸体埋了进去，又填好土，为它进行了土葬，这才来到等待许久的小茯苓和林夏夏身边。

"老虎是森林之王，没想到死后还要被人剥皮取骨，实在是死不瞑目啊。"小茯苓感慨道。

"是啊，好可怜的老虎。"林夏夏一想起刚才的血腥就受不了。

"你们都错了，我这样做才是对老虎最大的敬重。"陆一缓缓说道，"老虎已经死了，你不取，这些东西只能烂掉。与其让它烂掉，不如物尽其用。"

"有道理，物尽其用是自然的法则。"田小七也赞同道。

"但是，肯定也会有人为了得到虎皮和虎骨而杀死无辜的老虎吧？就像鱼翅那样。"小茯苓思虑颇深地说道。

"应该制定法律规定猎杀老虎等于犯罪，使用虎骨也算犯罪，这样就没人敢杀虎了。"毛毛自以为提了一个英明的决议，然后开始洋洋自得地等待大家的赞赏。

"我不赞同。"小茯苓首先提出了异议，

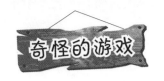
惊得毛毛鼻子下巴都快掉下来了。只听小茯苓铿锵有力地辩驳："虎骨能治病是客观存在的事实。你再禁止也会有人用。禁用虎骨，想用的人只能偷着用，偷着用就会导致偷着买卖，偷着买卖就会导致价格飙升，价格高得离谱就会导致更多的偷猎。"

大家都被这席话给说愣了。

沉默了一会，田小七首先赞同："小茯苓说得有道理。敬畏自然，敬畏老虎，物尽其用才是最好的途径。"

小伙伴们点点头，这个话题着实沉重。

"匹夫无罪，怀璧其罪。"最近忙着背诵成语的林夏夏突然想到了这个词。

不劳而获的"冬青果"

　　有了青鸾这个好帮手，大家的采药效率高了起来，才两天时间就采集到了很多珍贵的草药。

　　这天，他们乘着青鸾，穿过一片沼泽，来到了一片山谷中。

　　田小七极目远眺，发现左右两侧绵延的山脉，居然围成了一个葫芦形的山谷，而他们正好处在谷底。

　　让他们感到吃惊的是，葫芦形山脉的北面因为受到阳光照射，明显一番郁郁葱葱的盛夏繁茂景象，而南边背光的山脉则覆盖着一层皑皑白雪。

　　山中林深树密，青鸾不好飞翔，大家只能步行上山。

　　没有迟疑，陆一带领大家朝着皑皑白雪

的山脉行去。

"陆一，为什么往雪山上走？冬天的林子里光秃秃的，没啥可采啊。"田小七疑惑地问。

"正是因为光秃秃，才朝这个方向走。"陆一简明扼要地答道。

大家还是不理解，但见陆一步履坚定，只能紧紧跟了上去。

山中一片银装素裹，仿佛整个世界都安静了下来，只听到树枝上堆积的雪簌簌窣窣滑落的声音。

大家深一脚浅一脚地走在雪地上，唯恐一不小心跌倒或摔进雪坑中。

没多久，他们就发现了一大片长在树上的"冬青果"。

之所以被发现，是因为满眼光秃秃的树干上，垂吊着一丛丛翠绿嫩黄的枝条，这抹绿色，在雪白的世界里甚是醒目，想让人不发现都难。

直到这时，大家才体会到陆一选择雪山的本意，如果是漫山遍野的绿色，冬青果就会被满眼绿色遮盖了，根本不容易被发现，而雪山上在一片光秃秃中，反而凸显了冬青果的绿色。

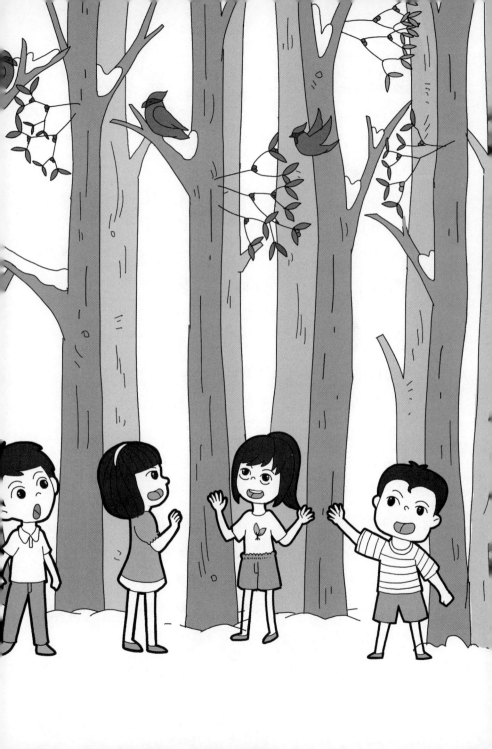

奇怪的游戏

"发财啦，我看到五十枚金叶子向我招手啦。"小伙伴们高兴地差点跳起来。

"哎，你们看，果子颜色居然不一样。"观察仔细的林夏夏指着树上喊道。

大家仔细一看，这些"冬青果"果真很是奇怪，长在不同的树上，居然结出了不同颜色的果子。那些红的、白的、黄的、橙的各色果子星星般点缀在翠绿的枝条上，煞是好看。

最近几天，田小七几乎翻烂了那本《采药宝典》，他发现陆一口中的"冬青果"非常像书中记载的槲寄生。

他翻开书，仔细核对着书上的插图：槲寄生的茎一再左右分叉，在分叉的枝端着生一对稍带肉质的叶子，花开两叶之间，浆果球形，颜色各异。

确定无疑，"冬青果"就是槲寄生，这才念道："槲寄生，四季常绿灌木，喜欢寄生在榆、槲、栎、柳、桑、柿、梨等树上，秋天开黄花，冬天结出各色浆果。"

"原来是一种不劳而获的植物啊，靠寄生在其他植物上生存。"小茯苓惊讶地感叹。

"它怎样长到树上去的呢?"毛毛挠着脑袋,不解地问道。

陆一耸耸肩,摇摇头,表示不知道。

田小七继续念:"槲寄生果实富含黏液,贪吃的鸟儿吃果子的时候很容易被粘住嘴巴,只好在树上蹭掉那些黏液,蹭的过程中不经意就把果核粘在树枝上,所以槲寄生就以树枝为'土壤',长在树上了。"

"有的种子会不会被鸟吃到肚子里啊?"林夏夏想到了另外一种可能。

"别着急啊。"田小七笑笑,继续念:"有的果核被鸟儿吞进肚子里,就会随着粪便排出来,粘在树枝上。这些种子并不能很快萌发,一般要经过三至五年才会萌发,长出新的小枝。有时种子落在槲寄生身上,也会在槲寄生树上长出小槲寄生。"

大家恍然大悟,原来是这样啊,好聪明的植物。

"快看,小鸟。"大家顺着林夏夏的手指看去,果真发现几只太平鸟欢快地在枝头跳来跳去,这些鸟儿胆子不小,见了人一点都不

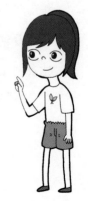

胆怯，抬起头好奇地望望大家，然后就低头悠闲地啄食果子去了，可惜嘴被果子里的黏液粘住了，只好不时地在树干上蹭来蹭去。

"冬青果枝条是一种强健筋骨的草药，对风湿性腰腿疼痛非常管用，还能治疗跌打损伤和骨折，是炼体之人非常喜欢的一味草药，也比较值钱。"陆一显然对冬青果比较了解。

一听说很值钱，毛毛的两只眼睛瞪得溜圆，恨不得插翅飞到树上把它们都拔下来。可惜它们都长在高高的树上，他又不会飞檐走壁，急得抓耳挠腮，"这可如何是好?"

"是啊，这可怎么办?"大家大眼瞪小眼。

陆一默不作声，从背篓里拿出那把可伸缩手柄的镰刀。

"我先来试试。"陆一没提防，被毛毛一把抢了过去。只见他挥舞起镰刀，"咔嚓咔嚓"一阵乱砍，冬青果的枝条像断了线的风筝一般，哗哗落到了地上。

看到毛毛的这一举动，陆一立马皱起了眉头，他急忙跑过去制止了毛毛的野蛮行径。

"竭泽而渔是蠢人才干的事情"，不由分说，他抢过镰刀，只挑那些最嫩、最翠的枝条下手，"这样的草药药效才最好"。

"野蛮人。"小茯苓冲着毛毛吐了吐舌头，做了一个鬼脸。

毛毛挠挠脑袋，尴尬地咧嘴笑笑，只得乖乖去捡落在地上的枝条。

不一会儿，背篓就盛满了。

"咱们回去吧。"想到山里危险重重，田小七建议大家下山。

陆一望了望近在咫尺的山顶，语气坚决地说："你们先下山，我要到山顶去看看，说不定能碰上它。"

"它？它是谁？"小伙伴们疑惑不解。

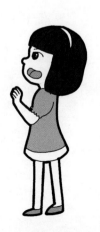

雪山上的精灵

陆一笑笑，仿佛想到了什么美好的事情，这才意犹未尽地说："它啊，冰清玉洁，美若天仙。"

"好啊，你要去会美女，不行，我也要去。"简单直接的毛毛想到陆一要悄悄去会美女，急得脸红脖子粗。

"你个笨蛋，山顶上怎么会有美女，有也被冻死了。"小茯苓敲着他的榆木脑袋。

众人哈哈大笑，毛毛这才反应过来，讪讪（shàn shàn）地低下了头。他对美女不感兴趣，他介意的是有陆一要吃"独食"，有好事不能与他们分享。

"我要去寻一味生长在冰天雪地里的草药，你们下山等我。"

"改天咱们再来吧，今天有点晚了。"小茯苓望了望黑压

102

压的天空，极力反对。

"已经到了这里，只有咫（zhǐ）尺之遥了，我绝不放弃。"此时的陆一显得非常固执。

"既然如此，咱们就一起去，好歹有个照应。"田小七替大家做了决定。

伙伴们点点头，他们是一个集体，只有待在一起才更安全。

经过一番跋涉，他们终于来到了山顶。整个山顶白茫茫一片，极目远眺，冰雪世界，神奇壮观，仿佛来到了童话中。

再往前已经无路可走，他们脚下是一处陡峭的悬崖，悬崖上积雪并不多。悬崖半腰上探出了一个一丈方圆的岩嘴，岩嘴之上的一处岩缝中探出了一株形如莲花的植物，急掠的崖风从四面拂来，吹得那株植物瑟瑟发抖。

"雪莲花?"顺着小茯苓手指的方向，大家都发现了那株植物：叶绿、苞白、花红，恰似神话中红盔素铠、绿甲皂靴、手持利剑的白娘子,屹立于冰峰悬崖、狂风暴雪之处。

"发财了。"毛毛摩拳擦掌。

"毛毛，看你大显身手。"小茯苓打趣他。

"我，我，我还是把机会让给英俊潇洒的陆一吧，这么露脸的事我还是低调点好。"毛毛满脸堆笑地望着陆一。

他一站到悬崖边上腿就发软，还让他下崖，那还不如要了他的老命。

陆一也不勉强，这种危险的事情，让别人来干，他还真不放心。

不一会儿，腰间系着绳子的陆一已经踩到了岩嘴巨石上。他压抑住心中的兴奋，小心翼翼地走向那株雪莲花，正要探手去采，突然，一股腥气迎面扑来……

陆一心里暗叫不好，脚尖用力蹬地，搜紧绳子，身子向后跃出去一丈远。

稳住身形，他定睛一看，脸色大变，原来是一条碗口粗细的巨蟒，正从岩嘴下探出两尺多长的身子瞅着自己。

一人一蛇，死死对视，毫不相让。

只见那条巨蟒脑袋高高扬起，一对铜铃般的大眼珠中闪烁着阴邪的光芒，泛着恶臭味的红信一伸一缩，发出嘶嘶的

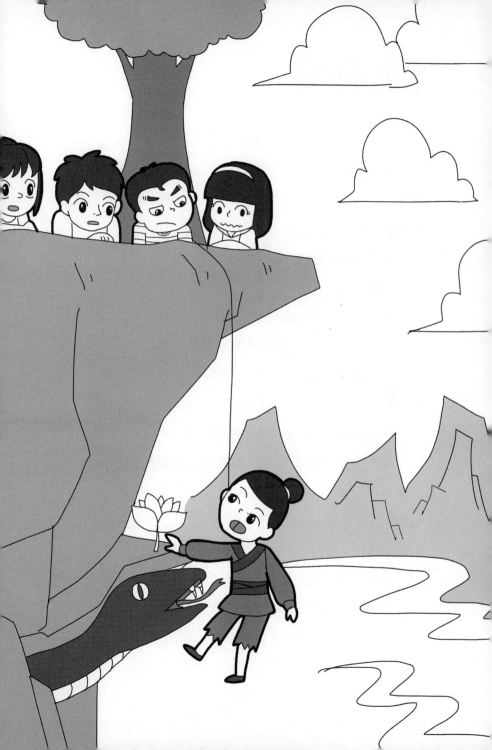

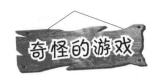

声音。

　　站在悬崖边上的伙伴们惊恐不已，尤其是小茯苓和林夏夏早已吓得花容失色，也难怪，女孩子天性怕蛇，更何况是体型如此庞大、面目如此狰狞的怪物。

　　突然，巨蟒脑袋一扬，大口一张，身子闪电般向着陆一窜了过来。

　　陆一见状，急忙拔出腰间的匕首，扯着绳子，飞身跃起向巨蟒的后背一刀劈去，只听叮叮作响，没想到，这畜生厚厚的鳞背竟然坚硬如铁，这一刀劈下，不仅伤它不得，反而把它给激怒了。

　　陆一无奈，只好再次拽紧麻绳，又一次向外跃起。

　　那畜生昂起头，重整旗鼓，再次闪电般向陆一袭来，突然头顶上掉下来一块鸡蛋大小的石头，正好砸中了它的脑袋。

　　巨蟒稍一停顿，抬头就看到了袭击他的田小七，脑袋一晃，身子一探，竟然放弃陆一，以雷霆之势向崖顶蜿蜒窜来，显然他此时把田小七当成了最大的敌人。

　　陆一抓住这刹那的机会，蹭蹭跃上了崖顶。来不及解开绳子，他拈弓搭箭，嗖嗖嗖，三箭连珠射出。

哪知那巨蟒体型虽笨拙，却机敏异常，急忙闪身躲过。还没等它反应过来，嗖嗖两箭又已射出，只听噗噗两声轻响，射中了巨蟒的额头，巨蟒吃痛，惨嚎一声，向着崖底坠去。

大家惊魂未定，都抚着心口大口喘气，真是险象环生。

陆一收起弓箭，转身又要下崖，小茯苓赶忙阻止他："我们都快被吓死了，你还要下去啊？"

林夏夏也说："这株雪莲花咱们不要了，快走吧。"

"山里采药，这种事情还不是稀松平常。"陆一一副满不在乎的表情。

"我看还是别下去了，谁知道这个巨蟒有没有老婆孩子，你下去要是碰上他们，还不得吃了你。"毛毛话说得虽然轻松，却是一脸严肃。

"看把你们吓得，放心吧，那株雪莲花我势在必得。"说着不顾大家的阻拦，麻溜溜又下了悬崖。

好在这次大蟒蛇的"老婆孩子"都不

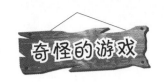
奇怪的游戏

在家，或者大蟒蛇根本就没有"老婆孩子"，陆一顺利采到了那株雪莲花。

剩下的任务就差五灵脂了。

找到老巢

天还没亮，外面一片漆黑，正是黎明前最黑暗的时刻。

"快起床，快起床……"黑暗中传来陆一急促的催促声。

大家手忙脚乱摸黑爬了起来。

"毛毛，快点，就差你了。"田小七察觉到身边的毛毛一副死猪不怕开水烫的架势，只得狠狠地踹了他一脚。

"哎哟，你踹我干吗，疼死了。"毛毛揉着被踹疼的屁股，打了个长长的哈欠，"我昨晚做了个梦……"

"梦到一百枚金叶子飞到你怀里去了……"小茯苓眼皮都不抬地说道。

"你怎么知道？你也做这个梦了？"毛毛困意顿消，立马精神抖擞，瞪着圆溜溜的大眼睛，吃惊地望着小茯苓。

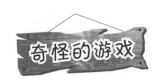

"切，全世界都知道你每晚都做这个梦啦。"林夏夏不屑一顾地说道。

仿佛一个被扎了一针的气球，毛毛的热情立马蔫了下去，"啥时能采到那个什么鼠的粑粑啊?"

"出发了。"黑暗中传来了陆一监工似的声音。

"陆一，你这个虐待狂，天还没亮就出发。都找了两天了，连根鼠毛都没摸着……你的方法到底行不行啊?"毛毛絮絮叨叨地抱怨。

"还不都怪你，错过了最佳寻找时间。"小茯苓毫不客气地责怪他。

"怎么叫都怪我啊，都怪陆一的自以为是，找那个什么鼠偏要清早或黄昏。"

"陆一说了，鼯鼠的生活习惯像蝙蝠，白天躲在洞里呼呼大睡，清晨和黄昏跑出来觅食。早晨你偏偏睡懒觉，黄昏又嫌累，不愿出去，这能怪谁?"林夏夏也来支援好友小茯苓。

"陆一，陆一，陆一是神仙啊?"两个女生对陆一的崇拜引起了毛毛的极度不满。

"别吵了，今天肯定能找到。"黑暗中，陆一平静的声音传了过来。

"啊？为什么？"林夏夏不知道陆一的自信来自哪里。

陆一回头，露出他那迷倒众生的笑容，可惜黑暗中大家都看不到，神秘地说道："直觉。"

"……"大家瞬间无语，能不能不要这么风骚。

"好了，毛毛，别抱怨了，找到五灵脂是正事。"田小七出来做和事佬。

在毛毛的呵欠声中，他们来到了一片生长着松树和柏树的林子。此时，天刚蒙蒙亮，陆一吩咐田小七折了一些松树和柏树的枝条、采了一些松柏树的果实。

穿过林子，是一片空旷的区域，再往前就是一段高耸入云的悬崖，也就是说他们正处在悬崖的崖底，陆一把田小七从松柏林中折来到树枝和果实点燃，浓浓的松油香气立马弥散开来。

"快，躲起来。"陆一边说边带领伙伴们躲藏到了一处隐蔽的地方，眼睛却密切地盯在高耸入云的陡峭悬崖上，尤其是那些貌似岩

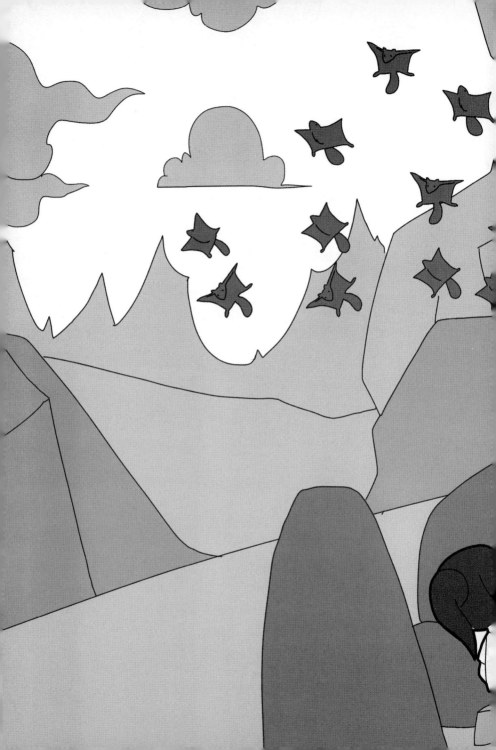

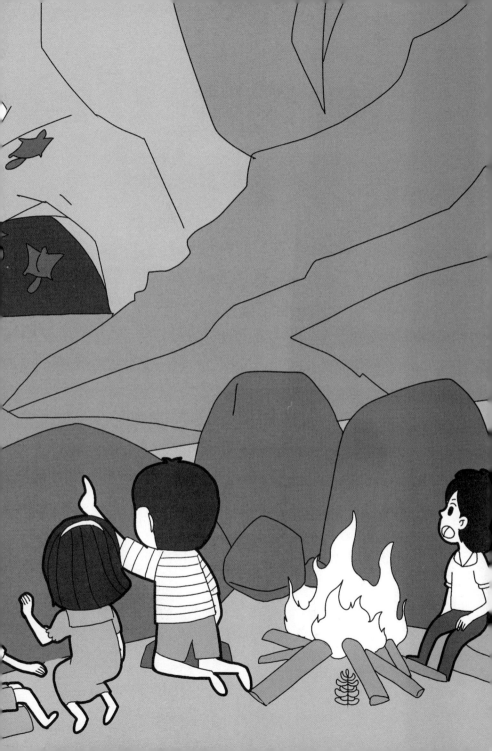

洞的地方。

原来鼯鼠的食物主要是松柏叶，但它们更喜欢吃的是松柏籽，对松柏油的味道非常敏感，闻到这样的味道便会从岩洞中飞出来，只要观察好它们从哪个岩洞飞出来就能找到它们的老巢了。

"快看，那里……"几乎在毛毛喊出声的同时，伙伴们也发现了一个岩洞里飞出的类似蝙蝠的"松鼠"。

"哇，这么多啊……"看着黑压压的一片"黑云"，林夏夏吃惊不已。

"好啦，这次可找到它们的老巢了，看我不把它们的毛给拔了……最好捉几只回来开开荤。"毛毛发誓要把这两天寻找鼯鼠吃的苦找回来。

"咱们快点上悬崖吧。"毛毛摩拳擦掌，跃跃欲试。

"不行，它们一会觅完食就会回到洞中睡大觉，现在上去，正好赶上它们回家，岂不是送上门去找揍。"陆一低声说道。

"那什么时候去？"毛毛显然没把陆一的叮嘱放到心上。

"你个榆木脑袋，陆一不是说了吗，除了清晨，它们最爱黄昏出去觅食，咱们那个时候去才能出其不意。"小茯苓对毛毛的健忘直接无语了。

伙伴们满脸同情地望着"毛毛"，真不知道他的脑袋里整天想的是什么。

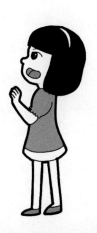

崖顶遇险

　　黄昏，崖顶。

　　小茯苓和林夏夏战战兢兢往崖下探头探脑，"哎哟，妈呀，我头晕。"林夏夏说着蹲下了身子，手脚并用地远离了崖顶。

　　饶是女汉子小茯苓也变了脸色，这段悬崖太陡，太危险了。

　　陆一从背篓里取出麻绳，将麻绳的一端拴在靠近崖边的一棵大树上，用手拽了拽绳子，感觉够牢固了，这才把麻绳另一端绑在了自己的腰上。

　　一切准备妥当，陆一想了想，又把一柄匕首插到了腰间，这才双手紧紧抓着绳索，小心翼翼地往悬崖下滑。

　　这片悬崖不同于雪山上采雪莲花的那段，因为它非常陡峭，可以说连只鸟落脚的地方都没有，陆一绷紧了神经，仔细寻找着任何一个可以落脚的地方，因此下崖的速度非常慢。

小茯苓几人撅着屁股趴在崖边上，目不转睛地盯着陆一的脑袋，心中紧张万分，大气也不敢出一声，唯恐干扰了陆一的心神。

就这样小心翼翼地大约下到七八十米的时候，陆一终于发现了早晨"踩好点"的那个岩缝。

他仔细寻找，终于找到了一个能撑住脚的地方，这才探头探脑往岩洞中瞧去，由于洞中光线不好，看不清洞的深度，但隐约可以看到洞中有许多用树枝和苔藓搭建的窝，有的窝里还能看到全身裹着一层肉膜的小崽子。

那些小崽子听到动静，伸出蝙蝠一般的小脑袋到处乱拱，估计是以为爹妈回来了，想要吃奶。

"我可没奶给你们吃。"陆一俏皮地说道。

再靠近洞口就是一座座小山丘似的鼯鼠"粑粑"了。

眼馋心热的陆一非常高兴，机不可失，

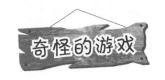

失不再来，他一只手紧紧地抓住绳子稳住身形，另一只手探进洞口去抓五灵脂，得手后，迅速放到脖子上挂着的一个布袋里……

没多大工夫，就装了大半袋。

陆一懂得见好就收，主要是担心碰上觅食回来的鼯鼠，此时不敢耽搁，立马就打算离开。

下崖不易，上崖更难。这段悬崖陡峭得很，脚下几乎找不到着力点，只能靠两只手的力量往上爬，折腾了半天，才上升了一小段距离。

正在陆一忙得满头大汗时，突然听到崖顶小茯苓惊呼了一声"回来了"。

还没等他反应过来是怎么回事，就听脑后一阵劲风袭来。

"坏了，觅食的鼯鼠回来了"，他一转脸，就对上了一张凶神恶煞的毛茸茸的脸和一副白森森的牙齿。

还没等他接招，一只，两只，三只……无数只鼯鼠劈头盖脸地扑了过来，然后围着他就开始撕咬起来。

陆一痛得龇牙咧嘴，却也没慌了心神，他匆忙拔出腰间的匕首，看准一只撕咬着他手腕的鼯鼠，毫不留情地把它给"斩首"了，溅出的血了喷了他一脸。

这一临场"行刑"并没有带来太大震慑作用，反而激起了其他鼯鼠强烈的报复心。它们张牙舞爪，狂怒不已，凶神

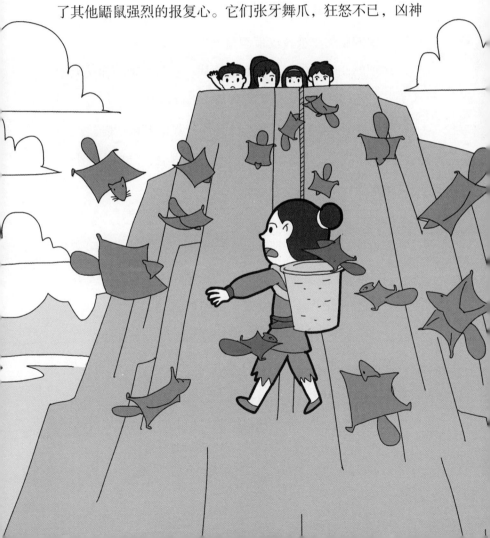

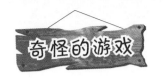

恶煞地冲向陆一，对他展开了一场血淋淋的"绞杀"。

陆一疼得直冒冷汗，这些鼯鼠太凶狠了，你一口我一口，仿佛吃烤肉一般，要把他彻底消灭，身上还好，好歹有衣服挡着，可是裸露在外的胳膊、手腕就难幸免于难了，不一会儿他的胳膊就被连皮带肉撕下来了好几块肉。

崖顶的几个伙伴们看得心惊胆战，心急如焚，却又无能为力，只能眼睁睁地看着陆一吊在悬崖上遇险。

"啊，咬绳子啦！"崖顶传来田小七撕心裂肺的嘶吼。

"糟糕。"陆一抬头一看，立刻冷汗淋漓，只见头顶上几只鼯鼠正发了疯似的咬麻绳。

此时，他再顾不得身上疼痛，麻溜溜地紧爬几步就要去抓咬绳索的鼯鼠，可是那些鼯鼠狡猾得很，一看陆一爬了上来，仿佛商量好了似的飞到了更高处继续咬，陆一再无力气与那些可恶的东西玩"躲猫猫"的追逐游戏。

"嘎吱嘎吱……"鼯鼠咬麻绳的声音仿佛来自地狱的诅咒，那麻绳虽粗，但也架不住这个咬法啊，陆一面如死灰，认命地闭上了眼睛……

突然，他感到身体一轻，猛地朝崖下坠去，耳边传来呼呼的风声，崖顶隐约传来了毛毛几人带着哭腔的喊声，他感觉一切都好遥远啊，远去了，远去了……

"师傅，我死定了。"他喃喃自语，心头涌上一股悲凉，脑海中浮现出了一个身着素袍的白衣老者……

轻飘飘地不知过了多久，陆一忽然觉得身体好像跌落到了什么东西上，接着就觉得整个身体像是被什么托了起来，又迅速朝上飞去。他睁眼一开，只见青鸾挥舞着双翅，正驮着他在云雾缭绕的半空中飞翔。

"谢谢你，青鸾鸟儿。"他轻拍青鸾的脖子，青鸾鸟儿回头，看到陆一睁开了双眼，口中不禁发出了欢喜的鸣叫声。

原来，伙伴们上悬崖时，它正趴在崖下养精蓄锐。麻绳被咬时，它还不知道发生了什么事，突然隐约听到小茯苓撕心裂肺的喊声。

睁眼一看，就看到了令它肝胆寸裂的一幕：七八只鼯鼠正疯狂地撕咬着陆一头顶救命的麻绳，它意识到要出事了，当即双翅一展，飞上了半空，这才在千钧一发之际救了陆一一命。

看到平安落地的陆一，几个小伙伴喜极

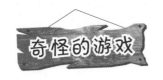

而泣，齐刷刷地扑了过来，抱住陆一失声大哭。

死里逃生，大家才真正意识到比起生命，其他一切都是空。

"陆一，那一百枚金叶子，我就拿一枚赎身，其余都给你。"毛毛真诚地说。

"嗯，让陆一置办百亩良田，买上几间铺子，再娶上十房姨太太，当个舒舒服服的土财主。"小茯苓也开起了玩笑。

"哈哈哈。"想到那个场景，田小七和林夏夏大笑了起来。

"你们这是爱我还是恨我啊，还不如要了我的命。"陆一对小伙伴们的想法哭笑不得。

我们还会见面

看到他们回来，赵家药铺的小伙计赶紧扔下手里的活，像火箭一般飞跑进店里报信去了，小茯苓心里不由一乐，这得多着急啊。

不一会儿，就见赵掌柜眉开眼笑地奔跑着迎了出来。这架势、这热情把大家给吓了一大跳。毛毛装模作样地望望天，"今儿个太阳是不是打西边出来了？"

仿佛没听到嘲讽，赵掌柜满脸堆笑地问："不知几位在青龙山里采了什么好药回来？"

"赵掌柜自己看吧，够不够我赎身？"毛毛一边说着一边把背篓放到了地上。

"够了，够了。"赵掌柜亲自检查了药篓里的药，笑逐颜开地说道。

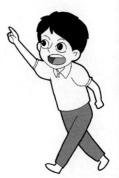

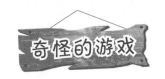

奇怪的游戏

青龙山里的野生药材，长年累月吸收天地精华，药效可不是普通药材能比的。

又到了告别的时刻，小伙伴们跟陆一依依惜别。

正在大家难分难舍的时候，"哈哈哈。"突然，天边传来了爽朗的笑声。

大家仰头看去，却见一位身着素白仙袍的慈祥老者从天边飞了过来，停在了他们头顶上空。

毛毛死死地盯着老者，突然指着他大喊起来："是你？"

"哈哈哈，是我。"老者仍笑盈盈地看着大家。

"毛毛，怎么回事？"小茯苓小声问道。伙伴们也把不明所以的目光投向了毛毛。

"那天就是他引诱我进入这个游戏的。"毛毛大声指责老者。

"你是谁？"田小七问老者。

"我是谁不重要，重要的是你们有没有觉得采药很有意思？"

"是很有意思，但大家也都吃了苦头。"小茯苓实事求是地回答。

"不经历风雨，怎能见彩虹。"老者显然对大家的遭遇了如指掌。

"老爷爷，你到底是谁啊?"小茯苓继续追问。

"我就是'5D真人版游戏'的设计者啊，并且这个游戏是专门为你们四人设计的哦。"

"啊?"这下小伙伴们都傻了眼，这是怎么回事呢?

"陆一，还在那儿傻站着?"老者不满地朝陆一说道。

陆一飘飘然飞到了老者的身旁，转了个身，居然变成了青衣素服的侍童模样。

"陆一，你?"小伙伴们瞬间头大了，谁能告诉他们这到底是怎么回事啊?

看着几个孩子吃惊的样子，陆一实在不忍心，只好说道:"我确实叫陆一，不过不是陆家庄人，我从小跟着师傅长大，师傅专门设计了游戏，让我陪大家玩了一遭。"说完，低下头，实在不敢再看大家要杀了他的眼神。

小伙伴们一头雾水，这到底是真实还是

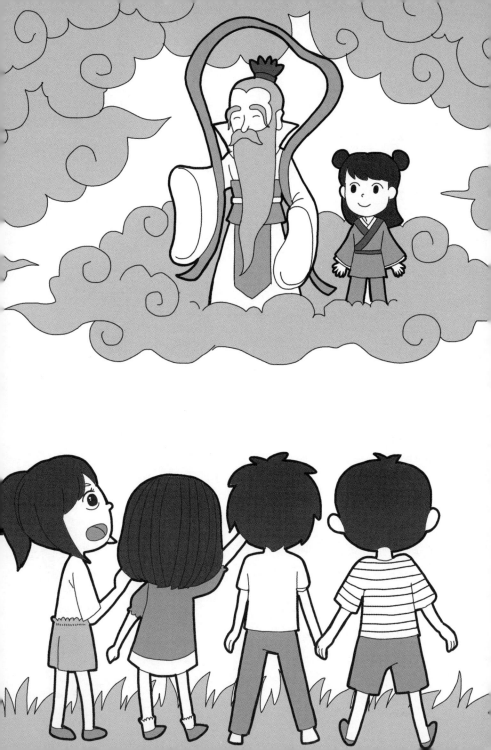

幻境啊？

仿佛觉得该揭开谜底了，老者笑吟吟地说道："孩子们，我叫葛洪，是个老不死的……"

"葛洪？东晋时代那个著名的道教学者、炼丹家和医药学家？"田小七吃惊地问道。

"啊？东晋时期的人？"几个小伙伴瞪大了眼睛，吃惊得嘴巴里都快能塞进一个鸡蛋了，要真是东晋时期的人，可不是老不死的嘛。

"哈哈哈，你对我还挺了解啊。"老者一捋胡子，笑呵呵地承认了自己的身份。

"葛老爷爷，您真是是葛洪啊，太好了，我居然见到了传说中的仙人。"

"葛老爷爷，您为什么要设计这个游戏呢？"

"为什么游戏只为了我们四个？"

"葛老爷爷，快传授一下你长寿的秘诀。"

"对对，有什么灵丹妙药，快给我们介绍几味？"

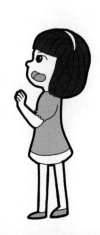

"最好跟嫦娥似的，吃了能成仙女。"

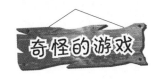

奇怪的游戏

孩子们七嘴八舌，兴奋得满脸通红。

"中医药是祖先留给后人的瑰宝，是老祖宗几千年来用生命和身体为代价总结出来的智慧和经验，可是到了你们很多现代人的眼里，却成了糟粕，师傅实在不愿看到老祖宗的心血被这般糟蹋。"陆一替师傅解释道。

"没错，所以我想从娃娃抓起，开始普及中医药，我千辛万苦从千万个孩子中选出了你们几个来参加这个游戏，就是想要培养你们的中医药情怀，也等着你们能将中医中药发扬光大。"葛洪回答了孩子们最迫切想解开的谜底。

"原来是这样啊。"

"咱们几个太荣幸了。"

"葛老爷爷您放心，我们回去一定好好宣传中医中药，向同学们和叔叔阿姨传播中医药知识，让大家能科学地了解中医药。"

"哈哈，好，中医药后继有人，我老头子也该继续修仙炼丹去啦。"

说着一挥手，青鸾鸟儿不知从什么地方飞了出来，驮着葛洪悠悠然向着天空白云深处飞去。

"葛老爷爷，我们会想您的……"

"陆一，记得回来看我们啊……"

"青鸾宝贝儿再见啦!"

几个小伙伴冲着云霄大声喊道。

"坏了。"毛毛一拍大腿，急忙追出去几步，冲着他们远去的方向大声喊道："葛老爷爷，您能活这么久，是不是炼出了'长生不老丹'？您，您好歹给我们留几颗啊……"

"啊?"几个小伙伴面面相觑，是啊，怎么把最重要的这茬给忘了。

几个人慌忙追了出去，边追边喊："仙丹，给我们留一颗啊……"

白云悠悠，晴空朗朗，哪还有老先生的身影。

正在大家沮丧不已的时候，空中突然传来了葛老爷爷洪亮的回声：

"孩子们，咱们还会再见面的……"

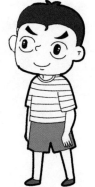

中医药知识小学堂

1. 蕲蛇

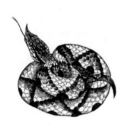

又名五步蛇，据说被这种蛇咬后，五步之内必中毒倒下，所以也叫"五步倒"。蕲蛇有祛风、活络、定惊的功能，善于治疗人体感受风邪后引起的瘙痒或各种皮肤病，或关节疼痛，还可打通人体经络，治疗中风导致的手足麻木，半身活动不利，口眼歪斜。

2. 七叶一枝花

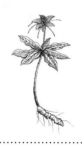

药如其名的一种植物，特点是轮生的叶子中冒出一朵花，轮生的叶片通常有七枚，所以得名七叶一枝花。叶片和花共两层，远远看去好像古代的建筑，所以它的根茎又得名重楼。重楼多用于治疗毒蛇咬伤和疮疡肿毒。

3. 灵芝

　　来源于多孔菌科真菌赤芝或紫芝的子实体。自古以来就被认为是吉祥、富贵、美好、长寿的象征，有"仙草""瑞草"之称。中医学认为它具有滋补强壮、固本扶正的作用，在民间也流传着灵芝有起死回生、长生不老的功效。现代主要用于治疗虚劳、咳嗽、气喘、失眠、消化不良、恶性肿瘤等。

4. 槲寄生

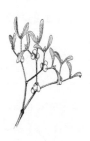

　　为桑寄生科槲寄生属灌木植物。植物带叶的茎枝具有补肝肾、强筋骨、祛风湿、安胎等功效。可用于筋骨疼痛、肢体拘挛、腰背酸痛、跌打损伤。

5. 雪莲花

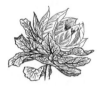

菊科凤毛菊属多年生草本植物，因顶形似莲花，故得名雪莲花。具有通经活血、散寒除湿、止血消肿等功效。

6. 五灵脂

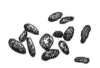

鼯鼠科动物复齿鼯鼠的干燥粪便，凝结成块状的称"灵脂块"，松散成米粒状的称"灵脂米"。具有活血止痛、化瘀止血的功效，可治疗蛇、蝎及蜈蚣咬伤。

图书在版编目（CIP）数据

奇怪的游戏 / 刘红燕著 . —北京：中国医药科技出版社，
2018.7

（中医药世界探险故事）

ISBN 978-7-5214-0364-0

Ⅰ . ①奇…　Ⅱ . ①刘…　Ⅲ . ①中国医药学—少儿读物
Ⅳ . ① R2-49

中国版本图书馆 CIP 数据核字（2018）第 134753 号

美术编辑　陈君杞
版式设计　锋尚设计

出版　**中国健康传媒集团** | 中国医药科技出版社
地址　北京市海淀区文慧园北路甲 22 号
邮编　100082
电话　发行：010-62227427　邮购：010-62236938
网址　www.cmstp.com
规格　880×1230mm　$^1/_{32}$
印张　$4^1/_2$
字数　63 千字
版次　2018 年 7 月第 1 版
印次　2018 年 7 月第 1 次印刷
印刷　三河市百盛印装有限公司
经销　全国各地新华书店
书号　ISBN 978-7-5214-0364-0
定价　19.80 元